中医名家临证实录丛书

（第三辑）

杂病临证验案

赵晰 编著　王耀光 审订

山西出版传媒集团
山西科学技术出版社
·太原·

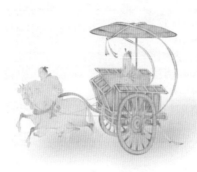

图书在版编目（CIP）数据

杂病临证验案 / 赵晰编著 . — 太原：山西科学技术出版社，2024.9. — ISBN 978-7-5377-6420-9

Ⅰ . R25

中国国家版本馆 CIP 数据核字第 2024TM4478 号

杂病临证验案

ZHABING LINZHENG YANAN

出　版　人	阎文凯
编　　　著	赵　晰
审　　　订	王耀光
策 划 编 辑	杨兴华
责 任 编 辑	文世虹
封 面 设 计	杨宇光

出 版 发 行	山西出版传 集团·山西科学技术出版社
	地址：太原市建设南路21号　邮编　030012
编辑部电话	0351-4922078
发行部电话	0351-4922121
经　　　销	各地新华书店
印　　　刷	山西万佳印业有限公司

开　　　本	880mm×1230mm　　1/32
印　　　张	6.75
字　　　数	151千字
版　　　次	2024年9月第1版
印　　　次	2024年9月山西第1次印刷
书　　　号	ISBN 978-7-5377-6420-9
定　　　价	38.00元

王耀光教授简介

王耀光，男，1963 年 10 月 12 日出生，汉族，河北邯郸人，中共党员，医学博士，天津中医药大学第一附属医院肾病科教授，主任医师，博士研究生导师，中医内科学国家级精品课主讲教师。天津市名中医，第一批全国优秀中医临床人才，第六批全国老中医药专家学术经验继承工作指导老师，全国名老中医药专家黄文政传承工作室负责人，全国名老中医药专家传承工作室及天津市名中医传承工作室指导老师；北京中医药大学第一批中医临床特聘专家，天津中医药大学第四附属医院（滨海新区中医医院）肾病科学术带头人，天津市南开区第十五届政协委员。兼任中华中医药学会肾病分会常务委员、中国民族医药学会肾病分会常务理事、中国中医药信息学会肾病分会副主任委员、世界汉语言教学委员会中医药文化促进会副会长、天津市中医药学会肾病专业委员会主任委员、天津市救援医学会肾病分会副主任委员。

从医逾 30 年，培养硕士研究生百余名、博士研究生 20 余名、师带徒 5 人。曾先后师从黄文政、张伯礼、吕仁和、薛伯寿、张大宁、宋金涛教授，在慢性肾脏病及内科杂症治疗方面有较丰富的临床经验。尤其在中医药为主治疗急慢性肾炎、慢性肾脏病、糖尿病肾病、乙型肝炎病毒相关性肾炎、肾盂肾炎、非感染性尿道综合征，以及内科杂症方面疗效显著。近年来致力于中医药抗肾纤维化和中医药防治继发性肾小球肾炎（乙型肝炎病毒相关性肾炎、糖尿病肾病、狼疮性肾炎、紫癜性肾炎等）的研究。

获得天津市科技成果6项，获科研奖励2项，获天津市科技成果三等奖1项。主持国家自然科学基金、国家科技支撑计划项目、科研课题多项，发表学术论文180余篇，参编学术专著8部，主编1部《名老中医黄文政肾病证治精粹》，任副主编2部、编委4部、撰稿人1部。

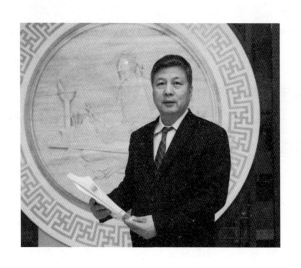

赵晰，女，医学硕士，副主任医师，硕士研究生导师。从事肾脏病基础研究及临床工作 10 余年，师从全国名中医黄文政教授及天津市名中医王耀光教授，为全国名老中医药专家王耀光传承工作室及天津市名中医王耀光传承工作室负责人。不仅擅长中西医结合治疗中医内科疾病，而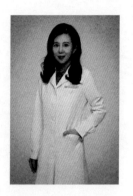且在应用针灸和经方治疗疑难杂症方面有着较丰富的临床经验；擅长中西医结合治疗各种类型的慢性肾小球肾炎、慢性肾衰竭、糖尿病肾病、狼疮性肾炎、肾病综合征、反复发作的泌尿系感染、非感染性尿道综合征等，以及针灸（善用眼针疗法）治疗顽固性尿频、脱发、腰痛、失眠等内科杂症。熟练掌握肾脏病专业的常见病、多发病的诊疗，熟练肾脏穿刺术、深静脉置管、腹膜透析置管术等技术。

于 2016 年至 2017 年前往解放军总医院 301 医院进修学习肾脏病 1 年，熟练掌握日语、英语；目前兼任中华中医药学会委员、中华中医药学会补肾活血法分会委员、天津中医药学会肾脏病专业委员会常务委员兼秘书、天津市医师学会委员等。近5年来主持及参与国家自然科学基金3项，主持科技发展基金项目1项，主持全国名老中医药专家传承工作室及天津市名中医传承工作室各1项；参与国家重点研发计划项目子课题1项，完成名老中医药专家传承工作室建设项目1项，发表SCI及核心学术论文20余篇，参编著作2部。

序

中医药治疗杂病具有很多优势，包括中医的整体观念、有效辨治功能性疾病、改善体质、个体化诊疗等。

整体观念是中医药理论体系的指导思想之一，包括天地人一体观、形神一体观等，要求医者不仅是治人的病，更应该调理病的人，是极具中医特色优势的联系观。中医药体系包罗万象，既博大恢宏又细致入微，从精气血津液到四时阴阳、五运六气，指导医者在极高的维度洞察疾病发生发展的机理。整体观念为临证治疗杂病开阔了思维，拓展了治则治法（包括内治、外治等），丰富了方药种类并使其精细化。在具体杂病的辨证过程中，医者要用联系的方法将四诊所收集的众多信息综合起来，整体把握病机特点，分析后得出辨证结论。《金匮要略》："见肝之病，知肝传脾，当先实脾……余脏准此。"说明各脏腑经络整体相关，密切联系。

疾病的鉴别是精细而复杂的过程，如不仔细甄别筛选其中的有效信息，就很容易造成误判，而整体观指导下的辨证思路能去伪存真、由博返约、执简驭繁。比如，临证时经常出现脉证不统一的情况，大热大实的证候却脉沉而细，寒热虚实交错，此时就要结合其他信息仔细推敲其中机理，权衡之后选择舍脉从证或舍证从脉，故基于整体观的脉证互测是准确辨证的重要环节。在杂病的辨病过程中，整体观念的应用也不胜枚举。例如，《金匮要略》中手足厥逆一症可见于腹满寒疝、痰饮咳嗽、呕吐哕下利篇，水气病篇根据不同症状和脉象分为风水、皮水、石水，痰饮咳嗽病篇根据水饮停留的不同位置将痰饮病分为四种类型。许多杂病证候表现相似但病机各异，临证时经常难以区分鉴别，借助整体观念可以全面把握并从"杂"中明确病机，从而避免漏诊甚至误诊。

王耀光教授认为有效的辨证论治疾病是中医药治疗杂病的另一优势，面对除外器质性病变的功能性疾病（如失眠、功能性消化不良、非感染性尿道综合征、神经官能症等），现代医学往往很难根治或减轻该类疾病的症状，而中医药经典古籍虽未记载各种现代疾病的名称，但记录了以相似症状为特征的病名，如眩晕、遗尿、胃痞等，并给出了行之有效的理法方药。中医辨治功能性疾病具有优势离不开其特色的诊断原理：司外揣内、见微知著、以常衡变、因发知受。《灵枢经·本脏》："视其外应，以知其内脏，则知所病矣。"不同于现代医学的认识论，中医通过望闻问切窥探内在脏腑虚实、气血阴阳盈亏，归纳总结出病象特征，根据证候推测病因并判断病势、预后，以平人调病人，知常达变。临证时以整体病机为核心，通过抓主证、兼顾次证，多角度、多靶点地认识和辨治功能性疾病，患者依从性好，常获得满意的疗效。中医药在改善临床症状、解决患者主观诉求层面有独特优势。

目 录

上编　学术思想 …………………………………………… 1

下编　医案实录 …………………………………………… 13

　咳嗽 …………………………………………………… 14

　汗证 …………………………………………………… 29

　不寐 …………………………………………………… 44

　郁证 …………………………………………………… 65

　胃痛 …………………………………………………… 78

　心悸 …………………………………………………… 95

　眩晕 ………………………………………………… 119

　脱发 ………………………………………………… 135

　痹证 ………………………………………………… 162

　腰痛 ………………………………………………… 178

　皮肤病 ……………………………………………… 190

结语 …………………………………………………… 199

上编

学术思想

　　辨证论治是中医学治疗特色的集中体现，是中医临床实践的精髓。在中医学辨证论治体系中，脏腑辨证、八纲辨证、六经辨证、卫气营血辨证、三焦辨证、气血津液辨证等多种辨证方法并存，发挥着重要的临床指导作用。然而对于缺少丰富临床经验的医者而言，在临床具体应用中往往较难把握，初学者更难甄别应用。有其症、辨其证、分其型是中医传统辨证体系的基本模式。由于疾病的症状和体征可因个体差异、病程、药物治疗等影响而复杂多样，加之医者水平、学术流派等因素的影响，对同一疾病的辨证分型各有不同。因而传统的辨证方法使证候分类繁多，无法统一，容易机械、僵化，难以体现中医辨证的圆机活法，以及个体化治疗的特色和优势。

　　王耀光教授是天津市名中医，师从全国名中医黄文政，国医大师张伯礼、吕仁和、薛伯寿、张大宁等，加之多年阅读经典古籍，临床实践总结，对于中医辨证有如下观点供大家学习讨论。

一、审证求机，把握本质

　　王教授认为，"审证求因"的实质当为"审证求机"。病机指由各种致病因素作用于人体引起疾病的发生、发展与变化的机理，是从整体和动态的角度对病患所呈现的病理状态和病理变化的高度概括；是在辨别、分析、归纳所有四诊（望、问、闻、切）资料的基础上对疾病的本质作出的结论，它揭示了疾病发生、发展与变化、转归的本质特点及其基本规律。临证辨证应首重病机，病机为理论联系实际的纽带，是通向论治的桥梁。内外致病因素作用于人体，随个体差异表现出不同的病理状态，根据"有诸内必形诸外"的理论，审证求机即是采用取象比类的思辨方法，通过辨析疾病内在病变的外在表现，把握疾病的本质，获得辨证的结论。因此，倡导以病机为核心、从病机层次解析中医辨证过程，符合中医临床辨证思维的认识过程，使复杂证候简约化，既能反映病情的复杂多样性、个体性和辨证的灵活性，又可执简驭繁，以免陷于僵化的固定分型，对提高现代临床诊治水平，充实和完善中医学理论体系，促进中医学术的发展有着极其重要的意义。

"审察病机"是辨证论治的关键环节。从实际的临证过程来看，病机是辨证的依据、论治的基础，对症状的分析、证候的判断皆以病机分析为依据。"审察病机"是辨证论治的前提，"谨守病机"则是论治必须遵守的原则。抓住了病机，就抓住了病变实质，治疗也就有了更强的针对性。

"求机"的过程就是辨证的过程，因此，审证求"机"就是辨证的基本要求。病机是病变本质的反映，对临床立法组方有着直接的指导作用，中医对相应证候所确立的治则治法，通过调整病机而起到治疗作用。因此，提高临床辨证论治水平的前提，实质上是提高临证审察病机的能力。把握病机是提高中医临床疗效的关键。

二、病证结合，放眼全局

病证结合是中医药现代化的理论创新。中医对于疾病的诊察，主要凭借望、闻、问、切四诊。由于方法局限，对疾病认识的深度和广度受到限制，加之受"司外揣内"认知方法的影响，有些疾病的早期已有器质性病变，却表现为隐匿状态而无法获知。如早期糖尿病、隐匿性肾炎、肿瘤等疾病的初起，往往无证可辨，失去了早期治疗的机会。如急慢性肾炎等病经过治疗，症状消失，但化验仍有阳性指标。临床上明确病名的诊断，便可根据该病的一般规律把握全局，有利于对该病本质的认识和辨证论治。如慢性肾衰竭，有慢性肾衰竭代偿期、慢性肾衰竭失代偿期、尿毒症期全过程，而各种证候只是疾病发展中不同时期的表现，辨证时要有全局观并预测其变化与后果。不同的病有可能在某个阶段出现近似的证，但由于疾病的性质和传变规律的差异，即便是相同的"证"也可因疾病的不同而有各自的特点，因而只有以证领病，结合具体疾病审证求机，才能把握疾病的病机演变规律，使辨证准确，进而使治疗更具有针对性。徐灵胎在《兰台轨范·序》中说："欲治病者，必先识病之名，能识病名，而后求其病之所由生，知其所由生，又当辨其生之因各不同，而病状所由异，然后考其治之之法，一病必有主方，一病必有主药。"说明每个病由于其基本病因不同，因此必有相应的主方、主药，这样才能抓住纲领，有的放矢。

辨病与辨证相结合，中医先贤在实践的基础上创拟了各类有效的辨证施治方剂及专病专方。如治风水浮肿的防己黄芪汤、治痢疾（热毒痢）的白头翁汤、治湿热黄疸的茵陈蒿汤、治肠痈的大黄牡丹汤、治脏躁的甘麦大枣汤等。病证结合，优势互补，既体现了各种疾病在病理变化过程中证的共性，又突出了不同疾病所具有的特殊规律的个性。王教授认为，辨病与辨证是相辅相成的，只有在辨证的基础上识病，在识病的过程中辨证，才能体现中医独特的理论体系和临床疗效，把中医的理论和实践推向新高。

三、脏腑为主，内外平衡

重视脏腑辨证，兼顾卫气营血、六经辨证。王教授强调，脏腑辨证在辨证论治中起着主导作用，临证必须熟练掌握，准确运用，尤应明确常用脏腑病机的基本概念、类证之间的联系和鉴别，治疗才有较强的针对性。认识脏腑病机，应从生理功能和特性入手，结合脏腑相关理论等加以归纳，从而指导临床治疗。如肺主呼吸，肃肺勿忘宣肺；心主血脉，养心勿忘行血；脾为后天之本，补脾宜加运化；肝体阴而用阳，清肝勿忘柔养；肾司封藏而主水，有补还要有泻。人体气血阴阳的生成根源于脏腑，脏腑的机能正常与否影响着气血阴阳的变化，人体各种疾病出现的气血阴阳盛衰均由脏腑病变所致。每一脏腑的体和用，也就是各自的阴和阳，有它不同的特性，故病损的性质和相关脏腑亦各有重点。而阴阳的虚实盛衰及气机的升降出入失常，又会进一步影响脏腑的功能。因此，脏腑是病变的核心，审证求机首先要明辨病变的脏腑，推求脏腑阴阳的盛衰、虚实，明确气机的升降、出入。

六经辨证始见于《伤寒论》，是东汉医家张仲景在《黄帝内经》等书的基础上，结合伤寒病证的传变特点所创立的一种论治外感病的辨证方法。它以六经（太阳经、阳明经、少阳经、太阴经、少阴经、厥阴经）为纲，将外感病演变过程中所表现的各种证候总结归纳为三阳病（太阳病、阳明病、少阳病）和三阴病（太阴病、少阴病、厥阴病）六类，分别从邪正盛衰、病变部位、病势进退及其相互传变等方面阐述外感病各阶段的病变特点。六经病证，是经络、脏腑病理变化的反映。其中三阳病证以六腑的病变为基础；三阴病证以五脏的病变为基础，所以说六经病证基本上概括了脏腑和十二经的病变。运用六经辨证，不应仅仅局限于对外感病的诊治，对内伤杂病的论治也同样具有指导意义。

卫、气、营、血，即卫分证、气分证、营分证、血分证这四类不同证候。卫气营血辨证是清代医家叶天士首创的一种论治外感温热病的辨证方法。四时温热邪气侵袭人体会造成卫气营血生理功能的失常，破坏人体的动态平衡，从而导致温热病的发生。温热病邪侵入人体，一般先起于卫分，邪在卫分郁而不解则传变至气分，气分病邪不解，以致正气虚弱，津液亏耗，病邪乘虚而入营血，营分有热，动血耗阴则势必累及血分。此种辨证方法是在伤寒六经辨证的基础上发展起来的，又弥补了六经辨证的不足，从而丰富了外感病辨证学的内容。六经辨证、卫气营血辨证虽然所侧重的基点不同，但都能将邪气的性质、正气的抗争、邪正交争所致的生理物质的变化及病理产物的产生、疾病发展的阶段（包括了病位）给动态地展示出来。动态展示六淫为患、脏腑经络、营卫气血、邪正消长、虚实转化、升降出入、阴阳盛衰的过程，就是中医学整体观、时空观的具体体现。

四、方证对应，经主时助

王教授临证善用经方，认为经方的核心理论是方证对应，经方有以下特点：组方严谨、药少而精、煎服有法、针对性强。而时方的核心理论以阴阳五行、藏象、经络、运气等学说为主要内容，有轻灵多变和照顾面广的特点。经方的药物比较简单，大多在4～10味药，配伍精当，气势恢宏，对于症状一药一症，不多不少，其加减又千变万化。每个方都有相应的症状，其核心理论就是方证对应。其中《伤寒论》以六经为纲，以方证为目，论述了所有疾病发生发展的基本脉证规律与治则方药，是中医辨证治疗学的总论；而《金匮要略》是以杂病为纲，以方证为目，属于各论。经方强调方与证的严格对应。譬如麻黄汤证与桂枝汤证在"无汗，脉浮紧"与"汗出，脉浮缓"上的症状区别。如"太阳病，项背强，无汗恶风，葛根汤主之"与"太阳病，项背强，反汗出恶风者，桂枝加葛根汤主之"之间的细微差别。《金匮要略》中有"发热而呕者，小柴胡汤主之"

等。王教授不拘泥于经方的方证绝对对应，而是在详细辨证论治的基础上，灵活应用经方，从而扩大了经方的主治范围。王教授曾应用麻杏薏甘汤治疗喉痹、三叉神经痛并取得良好疗效。

时方以唐宋以后的方剂为主，理论基础来源于《黄帝内经》，以阴阳五行、藏象、经络、五运六气等辨证思想为指导。这一流派从唐宋开始流传，是历代中医的主体。时方派辨证思路是根据患者的症状，分析气血阴阳、脏腑虚实，判断病机及确定治则治法，比较重视每一个疾病的病因病机病理，相比经方而言，更偏重于辨病。时方治病常常面面俱到，方大药杂；经方单刀直入，药精而专。时方相对主观笼统，经方相对客观精准。

经方是古代的医方，时方是后代新方，它们是辩证存在的，没有古方不可能凭空出来时方。时方是经方的发展，经方是时方的基础，不能把它们绝对地对立起来看待。临床诊病要抓主证，根据主证确立主方，然后再根据每个患者的具体病情随证加减变化。有些疾病往往病机复杂，不是单独一个方子就能精准地扣动扳机，经方、时方合用势必事半功倍。王教授指出，在处方时，可首选经方，但古今时宜有差别，疾病也必然有变化，所以，以古方治今病，应当师其意，循其法，而不泥其方；遣其方，用其药，而不拘其量。要具体情况具体对待，可以经方与经方合用，也可以经方与时方合用。还可汲取中西医药学研究的新认识、新观点、新成果，以及民间验方确有效验者，择善采纳。绝不应把仲景学说视作教条而僵化。只有这样，才能达到圆机活法、通权达变，而又不失仲景本义，也才能真正体现仲景所谓"观其脉证，知犯何逆，随证治之"的大道遵旨。

五、勿忘辨体，因人而异

辨体论治指对疾病的防治措施应建立在对个体体质特性辨识的基础上，亦即针对体质差异施治应体现在方剂、药物的选择与剂量上，实施个性化治疗。由于体质差异，以及不同民族、地域的人对药物的耐受性和反应性不一，因而用药、剂量有所差异，药物效应与毒副作用也不同。三因制宜，是因时制宜、因地制宜、因人制宜的统称，指临床治病要根据时令、地域、患者等具体情况，制订适宜的治疗方法。"人以天地之气生，四时之法成"(《黄帝内经素问·宝命全形论》)，人是自然界的产物，自然界天地阴阳之气的运动变化与人体是息息相通的，因此人的生理活动、病理变化必然受着诸如时令气候节律、地域环境等因素的影响。另外，患者的性别、年龄、体质等个体差异也与疾病的发生、发展与转归有着密切的联系。因此，在治疗疾病时，就必须对这些具体因素进行全面分析、区别对待，从而制订出适宜的治疗方法。三因制宜强调治疗疾病时不可孤立地看待病证，必须综合考虑时、地、人的特性和差异等诸多因素对疾病的影响。因此，三因制宜也是治疗疾病所必须遵循的一个基本原则。

叶天士在《温热论》中对湿热病的治疗用药十分重视体质

属性。如素体阳气不足的，治疗时不可更伤其阳。阳虚之体，如感受湿邪为病，易致湿胜阳微，故应顾护阳气，即使湿渐化热，用苦寒之剂亦当适可而止。如素体阴虚火旺，治当顾护津液。阴虚火旺之体，湿热化火，用药宜凉，即使热退身凉亦不可温补过早。叶天士辨体用方思想不仅贯穿治疗始终，而且对体质与病邪的关系及体质与调补的关系皆作了深刻揭示。

人体体质存在个体差异性和群类趋同性，王琦教授体质研究课题组经过长达30年的研究，将体质类型分为平和质、气虚质、阳虚质、阴虚质、痰湿质、湿热质、血瘀质、气郁质、特禀质九种。如气虚质以四君子汤、补中益气汤为主，阳虚质以金匮肾气丸、右归丸为主，阴虚质以六味地黄丸、大补阴丸为主，痰湿质以化痰祛湿方、苍附导痰丸为主，湿热质以甘露消毒饮、防风通圣散为主，血瘀质以桂枝茯苓丸、桃红四物汤为主，气郁质以逍遥散、柴胡疏肝散为主，特禀质以消风散、过敏煎为主等。由于男女体质、生理特点有所不同，处方用药也要考虑到男女的差别。如明代虞抟说："大抵男子属阳，得气易散。女子属阴，遇气多郁。是以男子气病者常少，女子之气病者常多。故治法曰，妇人宜调其血以耗其气，男子宜调气以养其血，此之谓也"（《医学正传·卷四·诸气》）。体质的肥瘦强弱也是辨体用方的重要依据，明代张太素明确指出："大凡治病，先看其病人之形肥瘦，候其气之盛衰。实则泻之，虚则补之，急泻未利，急补缓补，皆疾病之紧慢。"如临床中十枣汤必用于体质较强、正气尚存之人，若形体虚弱、年老气虚之人用必赍事。《黄帝内经素问·上古天真论》论述了人的生长发育过程和具体的形态及功能特征。对于不同年龄段的治疗大略，《黄帝内经素问·示从容论》中说："年长则求之于腑，年少则求之于经，年壮则求之于脏。"由于老少生理状态和脏腑功能状态有衰老和壮实的差异，所以杨士瀛《仁斋直指方论》云："少壮新邪专攻则是，老衰久病兼为补为规。"对于老少补泻，又当依据具体情况审察施治。"老年慎泻，少年慎补……亦有年高禀厚，年少赋薄者，又当从权，勿以常论。"（《温疫论·老少异治》）小儿的体质特点是"纯阳之体""稚阴稚阳"。小儿为纯阳之体，其脏气清灵，用药恰当会"随拨随应"。此外，不同生存空间下的自然环境具有差异性，地理环境、地质结构、气象气候变化、生物生态结构均存在一定的空间区域性特点。加之不同区域间生活习惯、饮食结构、社会民俗等的差异，这些因素共同制约着各区域间生存的不同群体的形态结构、生理功能、代谢方式和生理行为的特征，从而形成人群体质的地域差别，因此成为辨体用方的理论依据之一。故张睿《医学阶梯》载："善疗疾病者，必先别方土。方土分别，远近高卑，而疾之盛衰、人之强弱因之矣。"临证中治体又须与辨证相结合，灵活掌握运用。

王教授总结，中医药辨治杂病，应当病证结合、辨证为要，三因制宜（因人、因时、因地而宜）、逐机而治，和顺功能、动态调整，心身同调、重视医护，正确辨识并把握疑难病的特点，从错综复杂的发病条件及疑似难辨的临床表象中，知常达变，以常识变，以"和"识"变"，识"和"辨"不和"，抓住人体内外、阴阳、脏腑、气机、身心失和与不和的关键病机，主以"和调"之法治之，勿求速效、急效，慎用峻猛方药，多宜燮理阴阳，以致和平。同时，注意邪实危急重者，当急攻其邪；正气虚弱至极者，速补其至虚。临证论治审察病机，随证施治，精准化裁，方能效如桴鼓。

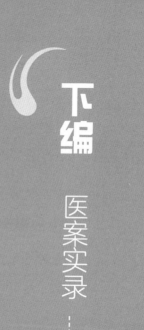

下编

医案实录

咳嗽

咳嗽是以发出咳声或伴有咳痰为主的一种疾病。有声无痰为咳，有痰无声为嗽，既可作为一个症状，又可视为一类疾患。患者常由于外感六淫、情志失调、饮食内伤、体虚劳倦等诱发咳嗽，也可由他病继发，如慢性肾衰竭、肿瘤疾患等。

一、病因病机

咳嗽在中医学中的记载首见于《黄帝内经素问·咳论》，其中详细论述了咳嗽的病因病机，同时提出"五脏六腑皆令人咳，非独肺也"的经典论断。基于《黄帝内经》的记载，此后历代医家对咳嗽的理解各有千秋。王教授认为咳嗽最常见的病因为感受外邪，六淫从口鼻或皮毛而入，侵袭肺系，肺气郁闭，肺失宣肃，肺气上逆而成咳嗽。风为百病之长，外邪常随风邪入肺络，加之平素肺气虚弱，肺卫不固，乘虚而入里，肺窍不通，气逆于上，导致咳嗽，尤以风寒为最。饮食不节为现代人易感外邪的因素之一，平素嗜食肥甘厚味，脾气不舒，运化失司，酿生痰浊，脾为肺之母脏，脾土生肺金，痰湿随脾气升而积于肺，肺气上逆，发为咳嗽；或肺中素有痰涎，外邪引动，肺气上逆，故致咳嗽；喉中痰鸣，此外情志失调，肝气不舒，木失条达，肝木不能携肾水上济肺金，肺火旺盛，火性炎上，气郁而上逆，乃作咳嗽；久病而正气亏虚，五脏精气不足，肺主宣发肃降功能失调，气逆于上，遂致咳嗽气喘，或肺系疾病迁延不愈，耗伤肺阴，肺失宣肃，而成咳嗽。

二、辨证论治

1. 风寒犯肺证

咳嗽声重气喘，咽痒，咳白稀痰，鼻塞，流清涕，头痛，肢体酸痛，恶寒发热，无汗，或伴纳呆脘痞，腹泻，小便清长或黄。舌淡红，苔薄白，脉浮或浮紧。

治则治法：疏风散寒，宣肺止咳。

代表方：止嗽散加减。

方药如下：

桔梗 20g　生甘草 10g　桑叶 20g　蜜枇杷叶 20g

前胡 20g　紫菀 20g　荆芥 10g　陈皮 10g

百部 20g　苏叶 10g　芦根 20g　地骨皮 10g

射干 10g

2. 风热袭肺证

咳嗽气喘，咽痛喑哑，痰黏色黄，无汗或有汗，或伴发热恶寒，热重寒轻，头痛头晕，纳呆脘痞，夜寐差，小便黄赤或短黄，大便干。舌淡红或红，苔黄或黄白相兼，或伴裂纹，脉浮数或浮滑。

治则治法：疏散风热，宣肺止咳。

代表方：止嗽散合银翘散加减。

方药如下：

桔梗20g　生甘草10g　前胡20g　紫菀20g

射干10g　薄荷10g　玉竹10g　木蝴蝶10g

苏叶10g　荆芥10g　防风10g　金银花20g

连翘10g　牛蒡子20g　淡豆豉20g　黄芩10g

橘红10g　蜜枇杷叶20g

3. 痰热壅肺证

咳嗽咳痰，痰黄质黏或咳痰不爽，咽痛，喉中痰鸣，口干，口渴欲饮，或伴腹泻，纳呆，寐可或欠安，小便黄或伴小便有烧灼感，大便干。舌红，苔黄腻，脉浮数或滑数。

治则治法：清热化痰，宣肺平喘。

代表方：麻杏甘石汤加减。

方药如下：

炙麻黄6g　杏仁10g　生石膏20g　生甘草10g

冬瓜子30g　鱼腥草30g　蜜枇杷叶10g　桑叶20g

芦根20g　地骨皮10g　款冬花10g　生黄芪20g

地龙10g　丝瓜络10g　苏叶10g　黄芩10g

4. 痰浊阻肺证

咳嗽咳痰，痰多质稀或黏，喉中痰鸣，渴不欲饮，或伴胸闷憋气，纳呆脘痞，腹泻腹胀，寐可或欠安，小便清或微黄，大便时溏。舌红，苔白腻，脉濡数。

治则治法：燥湿化痰，理气止咳。

代表方：麻杏甘石汤合苇茎汤加减。

方药如下：

炙麻黄 6g　杏仁 10g　生石膏 20g　生甘草 10g

冬瓜子 30g　茯苓 20g　鱼腥草 30g　桑白皮 20g

浙贝母 10g　款冬花 10g　葶苈子 30g　生黄芪 20g

芦根 20g　北沙参 30g　野菊花 10g　桂枝 10g

5. 邪犯少阳证

咳嗽咳痰，痰少或无痰，平素性情急躁，或伴神疲乏力，胸闷胁痛，纳呆脘痞，腹胀嗳气，寐欠安，小便微黄，大便干或难解。舌红，苔黄腻，脉弦或弦数。

治则治法：疏利少阳，行气理肺。

代表方：小柴胡汤合升降散加减。

方药如下：

柴胡 9g　黄芩 9g　桔梗 15g　生甘草 10g

片姜黄 6g　僵蚕 9g　蚕沙 9g　葛根 12g

薄荷 9g　马鞭草 25g　白薇 15g　芦根 25g

锦灯笼 9g　炒白扁豆 6g　牡丹皮 9g　青蒿 15g

党参 10g　生黄芪 20g

6. 气阴两虚证

咳嗽咳痰，痰少质黏，咽痛不甚，或有低热汗出，气短乏力，动则尤甚，头痛头晕，偶有心悸胸闷，胃纳不佳，腹胀腹痛，腰膝酸软，或兼腰背疼痛，失眠，潮热盗汗，皮肤发湿疹或荨麻疹，小便短少，尿频，尿痛，大便干或难下。舌淡或淡红，苔白或白腻或少，脉沉细或细弱无力。

治则治法：益气养阴，清热补虚。

代表方：沙参麦冬汤、竹叶石膏汤合生脉散加减。

方药如下：

北沙参30g　麦冬20g　生石膏20g　竹叶10g

玄参20g　生甘草10g　薄荷10g　牛蒡子20g

熟大黄10g　桃仁10g　杏仁10g　蜜枇杷叶20g

太子参10g　五味子10g　荷叶20g　马鞭草30g

火麻仁30g　桑叶20g

三、临证心得

1. 主次兼顾，谨守病机，整体审治

咳嗽是外感和内伤兼备的疾病，《黄帝内经素问·咳论》这一章节专门论述咳嗽病，且提出了"五脏六腑皆令人咳，非独肺也"的经典论述，为我们临床治疗提供了理论基础。在治疗过程中，王教授重视咳嗽病的辨证论治，倡导主次兼顾，谨守病机之法，对慢性咳嗽迁延不愈导致的病证有着极为深刻的见解。如久咳气阴两伤之证，会出现咽喉痛、失眠、盗汗、皮肤瘙痒、便秘、小便不利等症，除把握咳嗽这一主症外，更要准确辨别其主要兼证之病机，整体审查而不宜偏倚，主次兼顾而脏腑平调。

2. 脏腑通调，经方为主，随证加减

王教授认为咳嗽的主要病变脏腑在肺，兼及他脏，如心、肾、肝、脾、大肠、小肠等，故在临床辨证过程中，应兼顾脏腑之间的联系，考虑脏腑之间的生化克制，以经方为导向，随证加减用药。如肺热不舒，循经至咽，咽喉疼痛，可予桔梗甘草汤加木蝴蝶、薄荷、牛蒡子等清利咽喉；痰浊壅肺，气郁化火，心悸胸闷，可予炙甘草汤合瓜蒌薤白半夏汤加减以豁痰清肺、通阳泄浊；脾失运化，痰湿内蕴，水饮凌心，可予苓桂术甘汤以温阳利水、平冲降逆；久咳阴伤，肾水不济，心火亢盛，不寐，可予百合知母汤加生地黄、玄参等以滋阴清热、交通心肾；久咳阴伤，气阴两虚之盗汗可予当归六黄汤加浮小麦、稻根须、黑豆衣等益气养阴、固表止汗；咳嗽日久，肺脾两伤，湿浊内生，蕴于肌肤而成湿疹者，可予赤小豆当归散加白蒺藜、白鲜皮、牡丹皮等以养血祛湿、祛风清热；久咳伤阴，肝肾两虚，肝阳上亢，眩晕、血压高者，可予天麻钩藤饮加菊花、桑叶等补益肝肾、平抑肝阳；肝肾阴虚，筋失濡养，肢体震颤者，可予镇肝熄风汤加减以柔肝息风、补血濡筋，或有血虚痹证者可予黄芪桂枝五物汤加减以益气温经、和血通痹；久咳肺热，肺气不降，肠道津亏，大便不通者，可予增液承气汤加减以增水行舟、润肠通便；肺阴耗伤，心火过盛，下移小肠，便尿不通者，可予清心莲子饮加王不留行、冬葵子等以通利小便、清心利水；脾虚不化，肝气不舒，痰湿居内，循肝经而阴囊潮湿者，可予薏苡附子败酱散加橘核、荔枝核等以行气散瘀、理气散结。

四、选方用药特色

1. 麻杏甘石汤

本方出自《伤寒论》，主治外感风邪，邪热壅肺证。方中麻黄、石膏、杏仁、炙甘草四药，麻黄宣肺解表，石膏清热生津，同时麻黄配石膏，辛温解表而不助热；石膏配麻黄，甘寒清热而不凉遏。杏仁宣肺而平喘，炙甘草益气和中、顾护胃气。王教授临床上常用此方治疗肺热咳喘证，患者常有高热恶寒、咳嗽气喘或喉中痰鸣、心烦失眠、舌红、苔黄、脉浮等症。王教授曾跟随国医大师薛伯寿侍诊学习，继承薛老治疗咳嗽之经验，以麻杏甘石汤配合止嗽散治疗咳嗽，临床上常收获不错的疗效。

2. 止嗽散

本方出自《医学心悟》，主治风邪犯肺之咳嗽。紫菀、百部止咳化痰，桔梗宣肺止咳，荆芥疏风散寒，白前降气止咳，陈皮化痰止咳，炙甘草调和诸药。王教授将此方作为治疗咳嗽之主方，此方药性平和，可治疗新久咳嗽，故应用范围较广，以前胡代替白前，去荆芥，加桑叶、蜜枇杷叶、薄荷、射干等加强疏风止咳利咽之力，同时养肺护阴；若痰盛，加橘红、浙贝母以增强化痰止咳之力；若肺气不固，正气不足，可加玉屏风散扶正固表；若气阴不足，可加生脉散以益气敛阴。

3. 苇茎汤

本方出自《外台秘要》，主治痰瘀互结，热毒之肺痈。方中苇茎、冬瓜子清热排脓，生薏苡仁利湿排脓，桃仁活血祛瘀而排脓。王教授常运用此方治疗痰热互结之咳嗽，患者多有咳嗽咳痰，痰多色黄，大便干，舌红，苔黄腻，脉浮数或弦数等痰热或湿热之象，以芦根代替苇茎，重用30g以清肺排痰，以冬瓜子30g加强清痰热之力，或配以鱼腥草、败酱草、桔梗等清热祛瘀之品，再加浙贝母、橘红、陈皮、清半夏化痰降逆；若有胸闷等心胸症状，可加瓜蒌、薤白、杏仁等宽胸散结、通阳泄浊之品。

4. 竹叶石膏汤

本方出自《伤寒论》，主治温病，伤寒后余热未清，气阴两伤证。方中石膏、竹叶清热生津，除烦止呕；人参、麦冬益气养阴；半夏降逆止呕；甘草、粳米顾护脾胃，防过寒伤及中焦。王教授临床运用此方时，常与沙参麦冬汤相伍，主要治疗高热后气阴两伤证，此时正气亏虚，余热仍在，出现咳嗽咳痰、痰黄质黏、心烦、口干等症，运用此方清热与补益并施，达到扶正祛邪之效。王教授常以麸炒薏苡仁代替粳米，以健脾和胃、补虚养正。

5. 沙参麦冬汤

本方出自《温病条辨》，主治上焦秋燥伤及肺胃二阴之病，治以甘寒救其津液。方中沙参、麦冬、玉竹、天花粉清热滋阴、生津止渴，以养护肺胃之津液；白扁豆、生甘草、桑叶疏风清热、健脾益气，以强健中州、培土生金。王教授临床常用此方治疗久病而气阴伤之咳嗽，或高热后伤津耗气、肺气亏虚之咳嗽。根据患者病情，可重用沙参至 30g 以顾护肺津，还可与生脉散配合以增强其益气养阴之效。

6. 生脉散

本方出自《医学启源》，主治气阴两伤之证。方中人参、麦冬、五味子三味，药简力专。人参大补肺脾之气；麦冬养阴清热，与人参相合，达气阴双补之意；五味子收敛固涩，敛汗生津，三药配合，补敛气阴，使脉道得充，故云"生脉"。王教授在运用生脉散时，常抓住其气阴双补之核心功效，对于久病肺虚或热盛耗气伤阴的咳嗽，常用沙参麦冬汤配合本方及其他益气养阴之品以濡养肺阴、清热补虚，以恢复肺之正常功能。

7. 小柴胡汤

本方出自《伤寒论》，主治少阳病。方中柴胡、黄芩疏肝利胆，清解少阳之邪热；半夏、生姜辛散气机，豁痰降逆止呕；人参、大枣、甘草补益中焦脾胃之气，扶正祛邪。王教授继承黄文政教授"疏利少阳"的思想，在临床上运用小柴胡汤治疗慢性肾炎、咳嗽、失眠等病，收效甚丰。王教授认为，咳嗽由于外邪侵袭少阳，导致枢机不利，气机不畅，肺气上逆，发为咳嗽。针对此病机，以小柴胡汤为主方，宣散少阳郁滞之气，清解少阳之邪，以恢复少阳枢机，使肝气得行，肺气得复，则咳嗽自止。

五、验案举隅

验案 1 施某，女，63 岁，2023 年 4 月 10 日首诊。

主诉：慢性肾脏病 5 年余，咳嗽 1 月余。

现病史：患者两月前感寒而出现发热，体温最高达 38.3℃，服用退热药后体温正常，后遗留咳嗽。现症见：神清，精神可，干咳无痰，夜间加重，偶有干呕，口干，乏力，动则尤甚，无胸闷憋气，无头晕头痛，纳可，寐欠安，二便调。舌淡红，苔白，脉浮细，重按无力。

中医诊断：咳嗽。

证型诊断：寒邪犯肺，气阴两伤证。

治则治法：清肺止咳，益气养阴。

方药如下：

桔梗 20g　生甘草 10g　桑叶 20g　蜜枇杷叶 20g

前胡 20g　紫菀 20g　荆芥 10g　陈皮 10g

百部 20g　紫苏叶 10g　芦根 20g　射干 10g

黄芪 20g　北沙参 20g　石斛 10g

共 14 剂，水煎服，150ml，早晚分服。

服药后，患者诸症减轻，守方继服 14 剂，后病情大减，继续治疗肾脏病。

【按语】患者既往有慢性肾脏病病史，本有素体亏虚，加之肾虚，金水不能相生，导致肺气亦有亏虚，风寒外袭，正邪交争则出现发热；风寒阻肺，肺失宣肃，肺气上逆而成咳嗽；患者肺肾两虚，则不能透邪外出，邪留于肺，郁久耗伤气阴，由实转虚，成气阴两伤之咳嗽证，治宜清肺止咳、益气养阴。方以止嗽散为主方，方中桔梗、前胡、紫菀、百部清肺止咳；

桑叶、荆芥、蜜枇杷叶、芦根、紫苏叶疏风散邪，清热降逆，生津止呕；陈皮、射干化痰止咳；黄芪、北沙参、石斛益气养阴，滋肺益肾。诸药相合，标本兼治，则咳止痰化，肺肾双补。

验案2 郝某，男，55岁，2023年7月23日首诊。

主诉：咳嗽伴自汗、盗汗半月余。

现病史：半月前患者因贪凉吹空调而出现咳嗽、咳痰、流清涕等症，自购感冒药后好转，后遗留咳嗽。现症见：神清，精神可，干咳无痰，自汗与盗汗并见，乏力，畏寒肢冷，肢体疼痛，腰酸腰痛，畏风，纳可，寐欠安，易醒，二便调。舌淡红，苔白，脉浮细数。

中医诊断：咳嗽。

证型诊断：气阴两虚证。

治则治法：益气养阴，温肾补肺，调和营卫。

方药如下：

黄芪30g　炒白术20g　防风10g　浮小麦30g

仙茅10g　淫羊藿10g　葛根20g　稻根须20g

羌活10g　荆芥10g　黑豆衣30g　北沙参20g

菟丝子20g　桂枝10g　白芍10g　炙甘草10g

共14剂，水煎服，150ml，早晚分服。

服药后，患者诸症减轻，守方继服14剂，后随访患者诸症消失。

【按语】此方患者由于贪凉导致寒邪袭肺，肺窍不通，肺失宣肃而出现咳嗽、咳痰、鼻流清涕等症，后因患者本虚，邪气袭肺则气阴愈伤，腠理不固，虚火上炎，则出现自汗、盗汗；肾阳虚无力温煦四肢，经络不通，则出现畏寒肢冷、肢体疼痛；腰为肾之府，肾虚而出现腰酸腰痛。证属气阴两虚证，治宜益气养阴，温肾补肺，调和营卫，收敛止汗。方以玉屏风散益气健脾，固表止汗，方中浮小麦、稻根须、黑豆衣养阴敛汗；葛根、羌活、荆芥疏风散邪，通络止痛；仙茅、淫羊藿、菟丝子温补肝肾；北沙参益肺养阴；桂枝、白芍、炙甘草调和营卫，则腠理开阖如常。

验案3 张某，男，50岁，2023年3月13日首诊。

主诉：慢性肾病10年余，咳嗽、咳痰两月余。

现病史：患者既往有慢性肾脏病10年余，两月前因感染甲流后出现发热、咳嗽、头痛、乏力等症，自诉口服抗病毒药及退热药后缓解，后持续咳嗽。现症见：神清，精神可，咳嗽、咳痰，痰黄质黏，乏力，口渴，无头晕、头痛，纳可，寐安，大便稍干，小便调。舌红，苔黄腻，脉弦滑。

中医诊断：咳嗽。

证型诊断：痰热壅肺，气阴两伤证。

治则治法：清热化痰，益气养阴。

方药如下：

桔梗 20g　生甘草 10g　前胡 20g　紫菀 20g

荆芥 10g　陈皮 10g　百部 20g　炒白果 10g

橘红 20g　蜜枇杷叶 20g　浙贝母 10g　茵陈蒿 10g

五灵脂 10g　蒲黄炭 10g　大黄炭 20g　蒲公英 10g

北沙参 20g　生黄芪 20g　地龙 10g　麦冬 10g

共 14 剂，水煎服，150ml，早晚分服。

14 剂后，患者咳嗽症状缓解，遂停服此方，改以控制慢性肾病为主。

【按语】此案患者有慢性肾脏病 10 余年，感受风寒后，出现寒邪犯肺证，而后余邪入里生热，慢性肾脏病本脾肾亏虚，酿生痰浊，肺为储痰之器，痰浊上壅于肺，与热相搏，形成痰热，故成痰热壅肺之证，热势日久，耗伤气阴，则有气阴两伤之证。故采取清热化痰、益气养阴之法。方以止嗽散合茵陈失笑散以肺肾同治，方中桔梗、前胡、紫菀、荆芥、陈皮、百部、生甘草为止嗽散之用，共奏止咳化痰、疏风宣肺之功；橘红、浙贝母清热化痰，加强化痰之力；蜜枇杷叶降逆止咳，配以炒白果防止宣肺太过而耗伤肺气；北沙参、麦冬、生黄芪气阴双补；茵陈蒿、五灵脂、蒲黄炭、大黄炭、蒲公英为茵陈失笑散之意，利湿去浊；地龙通络活血，则加强祛浊之力，全方肺肾共治，收效甚佳。

验案 4　周某，男，64 岁，2023 年 4 月 6 日首诊。

主诉：慢性肾脏病 5 年余，咳嗽、咳痰半月余。

现病史：患者既往有慢性肾脏病 5 年余，半月前外出感寒后出现发热、咳嗽，服用小柴胡颗粒等退热后咳嗽至今。现症见：神清，精神可，咳嗽，咳痰，量多色黄质黏，自觉胸闷，口干口苦，纳可，寐安，大便稍干，小便调。舌红，苔黄腻，脉弦滑。

中医诊断：咳嗽。

证型诊断：痰热壅肺证。

治则治法：清热化痰，止咳肃肺。

方药如下：

桔梗 20g　生甘草 10g　前胡 20g　紫菀 20g

荆芥 10g　橘红 20g　浙贝母 10g　陈皮 10g

丝瓜络 10g　杏仁 10g　芦根 20g　马鞭草 30g

薄荷 10g　冬瓜子 20g　瓜蒌 10g　麦冬 20g

共 7 剂，水煎服，150ml，早晚分服。

7 剂后，患者咳嗽症状缓解，随访后未再发。

【**按语**】患者有慢性肾脏病，复感寒邪，肺中有伏痰，今寒邪入肺，正气虚，无力鼓邪外出，乃生肺热，痰与热结，则痰热盛，遂出现咳嗽咳黄痰等症，痰浊停聚于胸，则出现胸闷等症，治以清热化痰、止咳肃肺之法。方以止嗽散合苇茎汤，方中桔梗、生甘草、前胡、紫菀、陈皮、荆芥止咳化痰；橘红、浙贝母、丝瓜络、冬瓜子清热化痰；杏仁、瓜蒌肃肺降气，宽胸豁痰；芦根清热生津；薄荷透发郁热；马鞭草清热解毒；麦冬滋养肺阴，全方共奏化痰止咳、清热肃肺之功，病机把握准确，则效如桴鼓。

六、预防调护

1. 避免感受外邪

咳嗽病主要是由风寒之邪侵袭所致，故在季节变化，温差较大时，要注意保暖，预防邪气侵犯人体，才能避免患病。

2. 饮食有节

平日注意饮食宜清淡，过食肥甘厚味，导致痰湿内生，伏痰邪于肺，肺失清肃，从而易受外邪引动，而发为咳嗽。

3. 劳逸结合

适当运动，不宜过劳，可采取饭后健步走或慢跑等有氧运动，如运动过多或耗气伤津，消耗体内之精气，造成肺卫不固，以致外邪入里。

4. 调畅情志

情志不遂，气机失调，肝失疏泄，郁而化火，耗伤阴津，以致肝火犯肺之咳嗽，故当怡情易性，恬淡虚无，真气从之，精神内守，病无所依，自能痊愈。

整理者：刘远航、祝昌昊

汗证

汗证是以汗液外泄失常为主症的一类病证。不受外界环境因素的影响，如劳累、炎热、衣着过暖、服用发汗药等。白昼时时汗出，动辄益甚者，称为自汗；寐中汗出，醒来自止者，称为盗汗，亦称寝汗。此外，根据出汗颜色，可分为黄汗、红汗等；根据汗出部位的不同，可分为头汗、额汗、胸汗、背汗、手足汗、偏沮等。

一、病因病机

王教授认为阴阳失调、脏腑功能异常导致的腠理不固是本病的根本病因。而影响脏腑功能的因素多有卫气不固、营阴不足、营卫不和、心血不足、湿热内蕴、痰浊内盛等。同时，在大量的临床实践过程中，王教授发现汗证涉及的脏腑较为广泛，包括肝、心、脾、肺、肾、三焦等脏腑，病机总属阴阳失调、脏腑功能异常。故在临床实践过程中，常采取首辨阴阳，再辨脏腑的辨证方式以明确病因，精准定位其病变脏腑，以对症用药。

1. 外感六淫

外感六淫，邪气入里化热，而成里热炽盛。腠理开泄，火烁阴液，迫津外散，而见汗出。若营卫不足，阴阳失调，还可使营卫失和，腠理不密，则汗泄失常，汗出恶风，周身酸楚。

2. 体虚久病

平素体弱，或劳欲太过，或久病耗伤气血阴阳，均可使营卫不足。若营阴不足，阴虚内热，汗孔开散，津液不固，而出现夜寐盗汗；若卫气不足，腠理不固，则津液外泄，时时汗出，动辄益甚。

3. 情志失调

若情志不舒，肝郁化火，邪热郁蒸，迫津外泄，循肝经出现腋下、阴部汗出，甚或衣服黄染；亦或肝气郁滞，"血不利则为水"，瘀血内生，阻滞脉道致使津无去路，则外溢于肌肤而作汗。若思虑太过，伤及心脾，暗耗脾阴心血，阴虚火旺，迫津外泄而致汗出。

4. 饮食不节

嗜食辛辣厚味，损伤脾胃，脾胃为水湿运化之枢，脾胃亏虚，则气机不畅，水湿停聚，日久生热，湿热内蕴，迫津外泄，其临床特征主要表现为蒸蒸汗出、头面部汗出较甚、食后尤显。若湿热日久，炼液成痰，裹夹津液，阻遏气机，加重气化失司，另有痰邪阻滞腠理、经络，使得津液不能正常输布而外溢。

二、辨证论治

王教授认为，临床论治汗证应按首辨阴阳、再辨脏腑的顺序。此外需关注汗证的部位、时间、发病原因、颜色等，辨病之轻重缓急，再辨证之主次。汗证外感而得者，多为营卫不和，常伴汗出恶风、周身酸楚。汗证时时汗出、动辄益甚者，多为卫气不足，常伴面色㿠白。夜间汗出者，多为阴虚内热，夜寐盗汗，并常伴五心潮热、面赤口干等。王教授临证善于全面把握患者汗出的特点及四诊信息，强调八纲辨证中辨阴阳的重要性，着重辨明阴阳气血虚损的程度，通过辨证施治、病证结合，以达到阴平阳秘、气血和畅而汗止的目的。王教授针对阴阳、脏腑辨证的不同，有如下治疗心得。

1. 审阴阳，调营卫

临证时，辨阴阳，可分为自汗与盗汗两类，气虚不固，腠理开泄，津液外出，则为自汗，常以玉屏风散为主方。方中黄芪大补肺脾之气，固表止汗；炒白术健脾补气，助黄芪益气固表之力；防风为风药中之润剂，防止风邪侵袭肌表而致腠理开泄，从而达到益气固表敛汗之效。王教授认为，玉屏风散组方散中寓补，补内兼疏，为治疗自汗证之良方；若阴虚火旺，腠理开泄，迫津外出，常以当归六黄汤为基础方。当归六黄汤既可益气固表、养血育阴，又可泻火除热，使阴固而水能治火，热清则耗阴无由，营阴内守，卫外固密，故常以此为核心处方。

2. 察脏腑，调气血

王教授以脏腑辨证为基础，在准确把握病机的基础上，针对不同脏腑功能异常而致的汗证，再根据脏腑的生理特点及功能，对症选方用药，以期达到改善症状的效果。

（1）肺主宣发，司开阖

王教授认为肺宣发卫气于肌表，司汗孔之开阖，掌控着汗液的排泄。"皮毛者，肺之合也，皮毛先受邪气，邪气以从其合也"，肺卫气虚，风热之邪乘虚而入，侵袭肺卫，以致腠理开泄，故以益气固表、调和营卫为基本方针。营卫不和所致者，常伴汗出恶风，周身酸楚，口不渴，舌淡苔白，脉浮缓或浮弱，王教授常选用桂枝汤以调和营卫；为卫气不固所致者，常伴面色㿠白，舌淡，苔薄白，脉浮虚，常选用玉屏风散以益气固表。

（2）心主血脉，生汗液

王教授认为心主血，通过"奉心化赤"生成血，心血足，津血同源，津液由腠理汗孔渗出则为汗液，因此，心是汗液生成的源头之一。"汗为心之液"，在受到惊吓、紧张等心理刺激或是情志不畅时，伤及心神，令"心无所倚，神无所归"，心液外泄而为汗，故以补养心血为基本方针。患者常伴心悸怔忡，失眠多梦，神疲气短，面色少华，舌质淡，苔白，脉细，王教授常选用归脾汤，以滋补心脾、生养气血。

（3）脾主运化，蕴营卫

王教授认为脾脏运化水谷精微，生营气以濡养周身，脾失健运，营卫生化乏源，则营卫不足，卫气不固。脾与肺同属太阴，若脾之运化及升清功能失司，可致肺失滋养，肺气虚弱，卫表不固，腠理开阖失司，而使汗自出，王教授常选用参苓白术散以通调肺脾、培土生金。饮食不节，内生痰湿，加之外感湿邪，内外湿邪相合，侵犯机体，阻碍气机，损伤脾胃，"湿气乘脾者，亦能作汗"，气化不利，津液输布失常，外泄肌表而导致汗出，常伴头身困重，大便黏，舌淡苔白腻，脉滑，王教授常选用平胃散以燥湿和胃，并配伍藿香、佩兰、白豆蔻、砂仁等以芳香悦脾、化湿醒脾。平素多食肥甘厚味之品，可致积滞内生，郁而生热，蕴阻脾胃，湿热郁蒸，而致腠理开泄，汗出异常，常伴面赤烘热，烦躁，口苦，小便色黄，舌苔薄黄，脉象弦数，王教授常选用龙胆泻肝汤加减。此外。王教授处方时还常配伍人参、白术、茯苓、黄芪等益气健脾，使脾之生化有源，则营卫和，汗出如常。

（4）肝主疏泄，补营阴

肝脏功能失调是汗证的重要病因，肝为将军之官，主动，内寄相火。各种原因均可导致汗出过多，心液不足，因血汗同源，日久心血不足，心主血，肝藏血，进而导致肝血亏虚，血虚则阴不维阳，虚火迫津外泄；同时，肝体阴而用阳，肝血不足，势必使肝疏泄功能障碍，使气机运行不利，反过来影响汗液的生成与排泄，如此形成恶性循环，加重汗液丢失。

（5）肾主封藏，养精血

"肾之阴虚，不能内营而退藏，则内伤而盗汗"，肾为封藏之本、水火之宅，肾主气化，一方面协助其他脏腑进行津液之输布排泄，另一方面将津液之清者蒸腾上升，向全身布散，乃至达表为汗；浊者下降为尿液，注入膀胱。当肾气化失常时，会导致水液气化功能障碍，出现诸多水湿病证。因肝肾同居下焦，精血互生，乙癸同源，故肾虚日久亦会导致肝虚。而肝藏血，若精血不足，虚热内生，热蒸津液外迫，真阴亏虚，不能敛阳，虚火妄动，迫津外泄则为汗出，常伴有夜间盗汗，面赤心烦，口干唇燥，小便黄赤，大便干结，舌红苔黄，脉数，王教授常选用当归六黄汤以清相火、补精血。

此外，汗证多因郁火伤阴，水不涵木，故治疗汗证每以滋肝阴、潜肝阳之法，临床多用一贯煎合龙骨牡蛎汤加减。久病致瘀，故对于汗证之顽疾者，通因通用，王教授常酌用活血化瘀之方，如失笑散、桃红四物汤等。若大汗不止，冷汗淋漓不止、面色苍白、肢厥脉微的亡阳危候，常投以大剂量黄芪，并配伍党参、附子、山茱萸等，山茱萸为"救脱第一"，其味酸性温，能大敛元气、止汗固脱。此外，若心气虚不能摄神，神气浮越，则可合用炙甘草汤、生脉散等加减治疗。

三、临证心得

1. 首辨阴阳，分证论治

王教授认为汗证应着重辨别阴阳虚实。自汗多属气虚，盗汗多属阴虚，但亦有阳虚盗汗、阴虚自汗者。因此，临证首辨阴阳，区分因虚而发为汗证，或因实诱发汗证，或虚实夹杂，病情繁杂。辨证准确，可据此治以扶正或祛邪之法，方可效如桴鼓。虚证者，注重扶正，同时配以祛风散邪、育阴清热之品；实证者，注重祛邪，同时配以益气固表之品。临证时，王教授常以生黄芪、炒白术、防风、当归、生地黄等为基础方，用药平和，散中寓补，补内兼疏。

2. 疏利三焦，联系脏腑

"三焦，有名无形，主持诸气，以象三才之用，故呼吸升降，水谷往来，皆待此以通达"。三焦为水液代谢之通路，三焦气化不利，则上焦肺卫失宣、卫外不固，则腠理开、汗大泄；中焦脾失健运，气血化生不足，则统摄失司、气不摄津；下焦肾不藏精，元阳耗伤，则遗精滑脱、津液外泄。因此，临证时，宣肺以给邪出路，健脾以益气化湿，补肾以温阳填精、三焦并调，使得上焦肺卫功能恢复正常，腠理开阖有度；中焦脾胃运化功能如常，卫气化生之源充足，增强气对津液的固摄能力，则汗漏可止；下焦肾气、肾阳充足，摄纳功能正常，则水液代谢如常。

3. 四诊合参，整体审查

汗证病机错综复杂，需四诊合参，审因辨证，同时灵活运用益气固表、调和营卫、育阴清热、补养心血、健脾祛湿、清肝泄热等多种治则治法，方可效如桴鼓。如益气固表常用生黄芪、炒白术、防风等，调和营卫常用桂枝、白芍等，育阴清热常用当归、生地黄、生黄芪等，健脾祛湿常用苍术、茯苓、白扁豆、藿香、佩兰等，清肝泄热多用龙胆草、车前草、木通等。

四、选方用药特色

1. 玉屏风散

本方出自《究原方》，由黄芪、白术、防风三味药组成，主治表虚腠理不固导致的自汗，亦可治疗虚人易感等症。方中黄芪益气固表，白术健脾补气，黄芪配白术加强补气固表之功，配伍防风驱散风邪，药简力专。王教授临床常用此方治疗慢性肾炎、肾病综合征等肾病。肾病常伴有蛋白尿、血尿等，王教授认为此由脾肾亏虚，精微下注所致，故以玉屏风散为主方治疗，其中黄芪大补五脏之气，配以炒白术加强补气之力，以达到脾肾双补，配以防风增强固表之功，使补散同施，则邪气去，正气存。对于汗证，王教授认为肺主皮毛，肺气充足，腠理乃固，脾胃为营卫生化之源，脾肺双补，营卫相合，而腠理以密，则自汗方能得愈，因此应用玉屏风散补肺脾、肥腠理，故自汗解。

2. 当归六黄汤

本方出自《兰室秘藏》，方药组成为黄芪、生地黄、熟地黄、黄芩、黄连、黄柏、当归，主治阴虚火旺之盗汗。以黄芪补气固表；黄芩、黄连、黄柏清热燥湿，坚阴固液；熟地黄、生地黄、当归入肝肾血分，以滋补肝肾之阴，标本兼顾以疗阴虚火旺之证。王教授认为此方可治疗肝肾阴虚之盗汗证，针对其病因，常配伍地骨皮、牡丹皮、银柴胡、白薇等加强清虚热之力；配伍女贞子、墨旱莲以增强清热凉血，滋补肾阴之力；

配伍稻根须、黑豆衣、浮小麦以固表敛汗；去苦寒之黄连以防耗伤脾胃之气，诸药相合，盗汗可止。

3.甘麦大枣汤

本方出自《金匮要略》，方药组成为甘草、浮小麦、大枣，主治妇人脏躁之证，治疗心阴不足，肝血亏虚，心神不宁之症。王教授常用此方来疏肝养阴、宁心安神，可治疗不寐、汗证、郁证等病，或以肝气郁结为主的证候。汗为心之液，汗出则心液损，心阴不足，子盗母气，而肝血亏虚；心肝血虚，阴血亏虚，阴虚火旺，则汗出而甚。方中浮小麦养心阴、益心气、除虚热；大枣、甘草和中缓急，益气健脾；配伍麻黄根敛汗固表；配伍龙骨、牡蛎收敛心神；配伍生脉散以益气生津。

4.小建中汤

本方出自《伤寒论》，本方由桂枝汤倍白芍加饴糖而成，其中桂枝：白芍为1：2，主治中焦虚寒，肝脾不调之证。《景岳全书》中载"汗发于阴而出于阳"，王教授认为，中焦蕴生营卫之气，营气属阴，卫气属阳，同时，卫气司汗孔之开阖，主外；营气化生阴血，主内。《黄帝内经素问·阴阳应象大论》云："阴在内，阳之守也；阳在外，阴之使也。"故营卫相和，阴阳相济，则汗出自能如常。

五、验案举隅

验案1 周某，59岁，女，2023年7月22日首诊。

主诉：小便泡沫量多伴汗出过多半月余。

现病史：半月前无明显诱因出现小便泡沫增多，查尿常规提示尿蛋白（＋）（具体不详），今日为求中药治疗，前来就诊。现症见：小便泡沫量多，汗出过多，动则尤甚，睡时汗出，醒后汗止，偶有心烦，神疲乏力，时有腰痛，无脘腹胀痛，纳可，寐欠安，大便调。舌红，苔黄，脉细数。

中医诊断：尿浊，自汗，盗汗。

证型诊断：阴虚火旺证。

治则治法：益气固表，滋阴清热。

方药如下：

黄芪 40g　炒白术 20g　防风 10g　浮小麦 40g

当归 10g　黄芩 10g　黄柏 10g　熟地黄 10g

稻根须 30g　黑豆衣 30g　龙骨 20g　牡蛎 20g

金樱子 20g　芡实 10g　酒黄精 20g　山药 20g

共 14 剂，水煎服，150ml，早晚分服。

二诊（2023 年 8 月 5 日）：患者诉汗出好转，小便泡沫减少，继予前方，加龙骨、牡蛎，收敛固涩兼养阴。2023 年 8 月 4 日，查 24 小时尿蛋白定量 1.85g/24h。

方药如下：

黄芪 50g　炒白术 10g　防风 10g　稻根须 20g

黑豆衣 20g　当归 10g　黄芩 10g　黄柏 10g

熟地黄 10g　浮小麦 30g　龙骨 20g　牡蛎 20g

莲须 10g　芡实 20g　地龙 10g　山药 20g

共 14 剂，水煎服，150ml，早晚分服。

三诊（2023 年 8 月 18 日）：患者诉汗出明显好转，小便泡沫减少，乏力变化不明显，偶有心烦。

方药如下：

黄芪 60g　炒白术 10g　防风 10g　稻根须 20g

黑豆衣 30g　芡实 10g　山药 20g　龙骨 20g

牡蛎 20g　莲须 10g　太子参 10g　五味子 10g

麦冬 20g　金樱子 20g　地龙 10g　草薢 20g

共 14 剂，水煎服，150ml，早晚分服。

【按语】此例患者为慢性肾脏病兼有自汗、盗汗之症，证属脾肾亏虚、气阴两虚、阴虚火旺证。首诊以玉屏风散治疗蛋白尿，其中，重用黄芪益气健脾，收涩精微，固表止汗；炒白术与黄芪相须为用，增强黄芪健脾益气的功效；防风固表，防止风邪犯表而使腠理开泄；稻根须、黑豆衣为王教授临床常用治疗自汗、多汗之药对，取其敛汗固表之意。

当归六黄汤治疗阴虚火旺之证，其中，熟地黄、当归滋阴养血，考虑到黄连苦寒之性，恐伤胃气，遂去黄连，保留黄芩、黄柏以清热泻火，与当归、熟地黄配合，滋阴与泻火兼顾，标本同调；金樱子、芡实补脾肾，敛精微；酒黄精、山药平补三脏。二诊在首诊的基础上，加龙骨、牡蛎，二者为血肉有情之品，收敛固涩，兼以滋阴。将黄芪的量加大，同时运用地龙以通络活血。三诊患者仍乏力、心烦，加生脉散以补阴益气，缓解患者症状。此后患者规律复诊，汗出正常，蛋白尿达到临床治愈。在此例中，我们需精准辨证，把握其病机变化，正确选方用药，随证加减，方能效如桴鼓，事半功倍。

验案 2 王某，54 岁，男，2023 年 4 月 10 日首诊。

主诉：咳嗽、咽痛伴汗出过多 7 天。

现病史：7 天前受寒后出现咳嗽、咽痛，自服连花清瘟胶囊后症状未缓解，后出现体温升高，最高达 38.5℃，自服对乙酰氨基酚后体温恢复正常，后遗咳嗽、汗出，动则尤甚。现症见：咳嗽，有痰，痰白质黏，咽痛，汗出，无发热恶寒，无脘腹胀满，无腰酸腰痛，纳差，寐欠安。舌红，苔黄，脉弦。

中医诊断：咳嗽，自汗。

证型诊断：痰热壅肺，气虚不固证。

治则治法：清热化痰，益气固表。

方药如下：

黄芪 30g　炒白术 20g　防风 10g　浮小麦 30g

稻根须 20g　黑豆衣 30g　山药 20g　桑叶 10g

紫苏叶 10g　射干 10g　桔梗 20g　甘草 10g

浙贝母 10g　丝瓜络 10g　木蝴蝶 12g　龙骨 20g

共 14 剂，水煎服，150ml，早晚分服。

二诊（2023 年 5 月 13 日）：患者诉咳嗽、咽痛好转，仍有汗出、乏力。

方药如下：

黄芪 40g　炒白术 20g　防风 10g　浮小麦 30g

稻根须 20g　黑豆衣 20g　山药 20g　芡实 20g

龙骨 20g　牡蛎 20g　太子参 10g　五味子 10g

麦冬 20g　桑叶 10g　沙苑子 20g　射干 10g

共 14 剂，水煎服，150ml，早晚分服。

【按语】此例患者属外感风寒，寒邪入里，壅滞在肺导致的咳嗽、咽痛、自汗等症，证属痰热壅肺，气虚不固证。首诊以玉屏风散补肺脾气、固表止汗，炒白术与黄芪相须为用，增强黄芪之健脾益气的功效；防风固表，防止风邪犯表，使腠理开泄；浮小麦养心阴、理气机；稻根须、黑豆衣敛汗固表；桑叶、紫苏叶疏风散邪；射干、桔梗、甘草、木蝴蝶清喉利咽；浙贝母、丝瓜络清肺化痰止咳；龙骨收敛。二诊患者诉乏力，加用生脉散以益气养阴，芡实、沙苑子补肝肾，益脾胃。此病例中，属于热邪伤阴耗气而致腠理开泄，汗出过多，故针对病机，抽丝剥茧，根据病机转化，构建不同的方剂体系，从而疗效显著。

验案 3　王某，50 岁，女，2023 年 2 月 21 日首诊。

主诉：小便泡沫量多伴头晕、多汗半月余。

现病史：半月前无明显诱因出现小便泡沫量多，时有头晕，自觉汗出过多，现为求中医治疗，前来就诊。现症见：小便泡沫量多，汗出过多，动则尤甚，耳鸣间作，神疲乏力，时有头晕，纳可，寐安，大便调。舌红，苔黄，脉弦数。

既往史：高血压病史 5 年，未规律用药，未监测血压。

中医诊断：尿浊，自汗，眩晕。

证型诊断：脾肾亏虚，气虚不固证。

治则治法：补肾健脾，固表敛汗。

方药如下：

生黄芪 30g　炒白术 20g　地龙 10g　苍耳子 10g

煅磁石 20g　川芎 20g　茺蔚子 20g　葛根 20g

桑叶 10g　蜜枇杷叶 20g　浮小麦 30g　熟地黄 10g

稻根须 20g　黑豆衣 20g　黄芩 10g　酒黄精 10g

烫水蛭 3g　当归 10g　龙骨 20g　牡蛎 20g

共 14 剂，水煎服，150ml，早晚分服。

二诊（2023 年 3 月 7 日）：患者诉汗出减少，但夜间汗出增加。

方药如下：

生黄芪 40g　炒白术 20g　地龙 10g　苍耳子 10g

煅磁石 20g　茺蔚子 20g　葛根 20g　浮小麦 30g

熟地黄 10g　黄芩 10g　黄柏 10g　当归 20g

山药 20g　炒麦芽 30g　龙骨 20g　牡蛎 20g

共 14 剂，水煎服，150ml，早晚分服。

【按语】此例患者属脾肾亏虚，肝阳上亢，气虚不固证。首诊以生黄芪、炒白术补肺脾气，固表止汗；稻根须、黑豆衣、龙骨、牡蛎敛汗固表，兼以养阴；桑叶、蜜枇杷叶疏风散邪；苍耳子、煅磁石聪耳明目，改善耳鸣；川芎、茺蔚子、葛根通经活血，引气血上行；浮小麦疏肝气，养肝阴；当归、熟地黄益精填髓，养阴补血；黄芩清热；酒黄精平补三脏；烫水蛭通经活络。二诊加炒麦芽顾护胃气，疏理肝气。正是由于准确把握了脏腑病机变化，精准用药，才能达到临床治愈之效。

六、预防调护

1. 避免感受外邪

汗证常因感受外邪发病或加重，患者应注意保暖，避风寒，尽量减少到人群密集的场所活动，避免接触呼吸道感染患者，以防感冒。

2. 注意调摄饮食

汗证一忌辛辣，二忌发物。辛辣之物能发越阳气，开宣腠理，而加重汗出，有"复发其汗"之嫌，犯虚虚之戒，故应忌之。李东垣有"自汗大忌生姜"之论，对于内热为患，无论虚热、实热者，发物均能煽风助火，使得病证加重，所以对于鸡鸭肉、鱼虾蟹等，需忌食。

3. 提倡劳逸结合

加强体育锻炼，增强机体免疫力，注意劳逸结合，避免思虑烦劳过度，七情异常波动，不能及时调和，可使病情加重或恶化，因此需保持精神愉快。

整理者：王一笑

不寐

不寐是慢性肾脏病患者常见的临床表现之一，严重影响患者生活质量。不寐在《黄帝内经》中称为"目不瞑""不得卧""卧不安"等，《灵枢经·邪客》有"阳气盛则阳跷满，不得入于阴，阴虚故目不瞑"等的记载。本章主要总结王教授诊疗慢性肾脏病合并不寐的临床经验。王教授从五脏论治本病，将其分为肝血亏虚、肝郁气滞、饮停心肺、肾阴亏虚、肾阳不足、肾气亏虚等证型，提出要审因与辨证论治相结合，并将生活指导、针灸、导引等多种治疗手段综合使用。

一、病因病机

王教授认为不寐总属阴阳失衡，病位涉及肝、心、脾、肺、肾五脏，但以心、肝、肾为主，故临床常以脏腑辨证为主。急躁易怒，肝气不舒，心肝火旺，而致不寐；或肝血亏虚，肝肾同源，肾精不足，则心肾失交，而致不寐；心气不足，心阳虚衰，饮停胸胁，胸闷胁胀，而致不寐；脾气亏虚，子病及母，心脾两虚，而致不寐；肾阳亏虚，肾水不温，心火亢盛，而致不寐。各脏腑或因精气亏虚，或因酿生实邪，而致阴阳失交，心神失养，从而导致不寐。

二、辨证论治

1. 从五脏论治失眠

（1）从肝论治

①肝血亏虚证

王教授认为慢性肾脏病患者，病程日久，消耗气血，导致血虚不能濡养，肝血亏虚。临床可见乏力，失眠，虚烦，毛发干枯、脱发，指甲缺少光泽、常有纵纹出现，头晕，耳鸣，目涩，心悸，女性可见月经量少，色淡暗，经期推迟，舌瘦色淡红苔少，脉弦细。其睡眠的特点为入睡尚可，但多梦易惊，睡眠轻浅易醒，醒后不易入睡。治以养血安神，王教授常用酸枣仁汤合甘麦大枣汤加丹参、鸡血藤加减。头晕加天麻、钩藤，脱发加制何首乌、黑芝麻、女贞子、墨旱莲，耳鸣、目涩加谷精草、枸杞子、菊花、磁石，心悸合用生脉散，月经不调增用四物汤。王教授认为慢性肾脏病患者素有肾虚病机，且肝肾同源，肝脏血虚日久易致肾精亏虚，故此证型诊断患者除滋养肝血外，可增用黄精、当归、枸杞子等药以补益肾精，以求未病先防。

②肝郁气滞证

此类患者多因平素急躁易怒，或易生闷气而情志不舒，导致肝气郁滞，症见易急易躁，头晕头痛，寐欠安，口苦，咽部有堵塞感，心悸，两胁胀痛，时有腹胀或胃中嘈杂、反酸，舌红、两侧紫暗，苔黄燥，双手脉弦，且脉体较长。其睡眠特点为入睡困难，眠浅多梦，早醒，醒后难以入睡，且急躁生气后失眠症状加重。治以疏肝解郁、养心安神，方用小柴胡汤或柴胡疏肝散合百合知母汤化裁，常用药为柴胡、黄芩、半夏、炙甘草、酸枣仁、浮小麦、百合、知母、合欢花、鸡血藤、丹参等。《金匮要略》言："见肝之病，知肝传脾，当先实脾。"一些兼有脾胃虚弱的患者，可加黄芪、白术、白扁豆、山药等健脾益气的药物，以防传变。

（2）从心肺论治（饮停心肺证）

此类患者常因心气不足或心阳亏虚而致饮停胸胁，以致不寐。临床可见患者心悸，不寐，乏力，胸闷气短，憋气，喘息，夜间或活动后加重，甚则不能平卧，舌胖苔滑，脉弦数或沉数。听诊双肺可闻及湿啰音，伴或不伴双下肢水肿，胸片可显示胸腔积液。其睡眠特点为夜间喘息、憋气加重，端坐呼吸，严重影响睡眠。王教授认为此证为饮停心肺，此虽同有不寐，但根本原因在于心肺不利，当审因论治，先解决胸闷喘息等问题。此病属支饮，病情复杂，需以多方合用。据《金匮要略》中"病痰饮者，当以温药和之"，以葶苈大枣泻肺汤合苓甘五味姜辛夏杏汤、麻杏甘石汤、生脉散为主方。若兼见胃中水饮停滞，加五苓散；兼有胸痹心痛者，加瓜蒌薤白半夏汤。

（3）从脾论治（脾阳亏虚证）

肾为先天之本，脾为后天之本。王教授认为慢性肾脏病患者多有脾肾亏虚的基本病机，而伴失眠症状的患者，多以脾阳亏虚为主。此类患者一部分因常年思虑过度，《景岳全书》曰：
"思之不已，则劳伤在脾。"一部分因素体脾阳不足，《黄帝内
经素问·五运行大论》言脾"在志为思"，脾阳不足则表现为
多思多虑。此二者殊途同归，均因脾阳亏虚，气血生化不足，
心失所养，最终导致心脾气血亏虚。表现为神疲乏力，畏寒，
心悸，头晕，失眠，纳呆，腹胀，口淡，小便有泡沫，大便软，
食冷后便溏，可伴有浮肿，晨起明显，舌胖淡、有齿痕，苔薄
白或苔腻，脉沉弱。其睡眠特点为入睡困难，欲睡时常反复回
想既往发生的事情，或担心肾脏病病情进展，睡后易醒，醒后
难以入睡，日间疲惫倦怠。此证型临床也常见于肾性贫血患者。
此证型治当温阳健脾、养血安神，以升阳益胃汤或归脾汤合小
柴胡汤加减。

（4）从肾论治

①肾阴亏虚证

《景岳全书》言："疾病误治及失于调理者，病后多成虚
损。"慢性肾脏病患者通常病程较长，久病耗精伤血，导致肾
阴亏虚。临床可见乏力，盗汗，失眠，耳鸣，口干口渴，手足
心热，腰膝酸软，久站后足后跟痛，小便赤，大便干燥，舌红
苔少，脉沉细等症状。其睡眠特点为入睡困难，燥热难安，夜
间多梦、盗汗，醒后乏力、疲惫不解，晨起口干明显。王教授
认为治病必求于本，因此肾阴亏虚的患者，滋补肾阴而疾病自
除，不一定需要大量安神之品，以六味地黄丸合甘麦大枣汤、
百合知母汤为基础方，大便干燥者加生大黄，腰膝酸软严重者

加杜仲、菟丝子、女贞子、补骨脂、牛膝等。

②肾阳不足证

慢性肾脏病患者常出现夜尿增多的现象，中老年患者尤为多见。《诸病源候论》言："肾气下通于阴，腑既虚寒，不能温其脏，故小便白而多，其至夜尿偏甚者，则内阴气生是也。"中医认为，夜尿增多与肾阳亏虚，膀胱气化不利有关。常见的临床表现为患者夜尿频繁，5~6次/夜，甚至更多，因起夜次数过多而影响睡眠，常伴有乏力，头晕，耳鸣，腰酸，腰部及双下肢畏寒，便溏，甚者可出现五更泻，舌淡红，苔薄，双手尺脉较沉。此类患者的睡眠特点为初次入睡尚可，夜间多次排尿，排尿后再次入睡较为困难。其睡眠质量不佳由夜尿频繁，多次中断睡眠而致，故王教授认为需审其病因，治疗以改善夜尿频多为主。以温补肾阳、收敛固涩为法，并嘱其睡前1~2小时内勿饮水。方选《景岳全书》中巩堤丸为主方，若腰中畏寒冷痛严重，增用甘姜苓术汤，以及杜仲、续断、牛膝、鹿角霜、黑豆皮等补肾助阳之品，兼有脾虚症状加黄芪、乌药、小茴香等温脾益气之品。

③肾气亏虚证

慢性肾脏病患者素有肾气虚的病机，《黄帝内经素问·阴阳应象大论》中提出肾"在志为恐"，情志与疾病的双重作用使得慢性肾脏病患者易于恐惧和焦虑，严重者甚至整日惶恐，难以正常生活。临床表现为心悸怔忡，乏力倦怠，思虑过度且难以自控，恐惧焦虑，失眠，纳食尚可，舌红偏暗，苔白，尺脉沉，余脉偏弦。其睡眠特点为思绪繁杂，入睡困难，睡眠轻浅、易醒，早醒，醒后不易入睡，日间疲惫感较重，但难以入睡。王教授认为，补肾健脾为此证型患者的治疗重点，可配合疏肝解郁、清心安神法同用。方以鹿角霜、菟丝子、山茱萸、杜仲、黄芪等补肾健脾之品加小柴胡汤合甘麦大枣汤，佐百合、知母，取《金匮要略》中治疗百合病的百合知母汤之意以清心安神。

2. 审因论治

（1）滋阴潜阳，平肝息风

慢性肾脏病易合并高血压。此类患者多因近期血压控制不佳，出现头晕、头痛、心悸、失眠、震颤等症状，对此类失眠患者，须以降压为先，及时调整降压方案。震颤明显者，多见于肝阳上亢，治以滋阴潜阳，以镇肝熄风汤或天麻钩藤饮为主方；眩晕症状明显者，根据辨证，以半夏白术天麻汤或泽泻汤为主方，加常用降压药对槐花、枳壳、代赭石，随证加减。

（2）健脾泄浊，活血化瘀

肾脏有排泄代谢产物的功能，慢性肾脏病患者随着肾功能逐渐恶化，肾脏的排泄能力会逐步下降，导致体内毒素堆积，浊毒内蕴，干扰心神，发为不寐。王教授运用健脾泄浊、活血化瘀的治则，再根据其辨证，少量佐以疏肝理气、养心安神等治法，临床常用茵陈失笑散合玉屏风散变方，方剂组成为大剂量黄芪，以及白术、防风、茵陈、五灵脂、蒲黄炭、大黄炭，再根据辨证合甘麦大枣汤、百合知母汤等方，或增用对证的常用药，如玫瑰花、鸡血藤、墨旱莲等。

（3）温肾利水，生津润燥

慢性肾脏病如膜性肾病、微小病变肾病、狼疮性肾炎等多种疾病均需使用糖皮质激素进行治疗，而失眠是激素应用的常见不良反应之一。王教授在临床中观察到：因服用激素而失眠的患者常见阴虚火旺证和上热下寒证。阴虚火旺证患者症见乏力，盗汗，失眠，心中烦热，手足心热，口干口渴，大便干燥，舌红少苔，脉弦细。方用知柏地黄丸合玉屏风散加减。上热下寒证患者症见腰以下畏寒严重，双下肢乏力，自觉口舌干燥，心中烦热，失眠，服用热性药物后易出现颜面部痤疮、口腔溃疡等，齿痕舌，尖红，舌苔黄，脉沉弦。治以温肾利水、生津润燥，方用栝楼瞿麦丸合玉屏风散、百合地黄汤加减，失眠严重者加用甘麦大枣汤、淡竹叶、知母等养心安神、清心除烦之品。

三、临证心得

1. 脏腑辨证，调整阴阳

王教授在临床实践中发现，在各类辨证方法中，从五脏论治不寐较为适用。本病病位涉及肝、心、脾、肺、肾五脏，但以心、肝、肾为主，主因肝血亏虚、肝郁气滞、饮停心肺、心脾两虚、肾阴亏虚、肾阳不足、肾气亏虚，虚实夹杂，心神失养，阴阳失衡，阳不能入于阴，故发为不寐。

2. 审因论治，对证治疗

因睡眠障碍是较为主观的感受，与患者的情志、身体素质、外界环境等密切相关，且有时可找到较为明显的诱发因素，因此王教授认为，针对较为明显的慢性肾脏病合并睡眠障碍患者，治疗上可从辨析入手，审因论治。需要注意的是，审因论治与辨证论治并不冲突，审因论治是将治疗重心放在纠正上，再加以辨证论治，两者结合才能取得更好的疗效。

3. 顾护脾胃，慎用攻伐

王教授认为，慢性肾脏病患者均有脾气亏虚的病机，因此无论哪种证型，在治疗时均应顾护脾胃，可加黄芪、白术、防风、党参等药物，勿过用攻伐。其次，不寐症状严重者，可出现连续几日整夜无法入睡的情况，这会对患者的身心健康产生较大危害，急则治其标，可在主方基础上酌情选用酸枣仁、百合、知母、浮小麦、龙骨、牡蛎、远志等安神之品，且在必需时配合安眠药使用。

四、选方用药特色

1. 酸枣仁汤

本方出自《金匮要略》，药物组成为酸枣仁、川芎、知母、茯苓、炙甘草。主治肝血亏虚，虚热内扰之不寐，病机为肝血亏虚，肝火亢盛，引动心火而致心肝火旺，导致失眠。方中酸枣仁补养肝血，茯苓宁心安神，知母清热润燥，川芎行气活血以适肝性、应肝用，炙甘草调和诸药，和中健胃。王教授运用此方治疗不寐时，常配以百合，取百合知母汤之意以加强养阴润燥之功，以柏子仁配酸枣仁增强养心安神之力，加浮小麦以益心阴、疏肝气，合欢皮、夜交藤解郁安神。若有多梦、盗汗等心肾不交之症时，配以远志交通心肾，龙骨、牡蛎收敛心神；若痰湿较重，可加陈皮、半夏、石菖蒲、萆薢等化湿和胃，燥湿化痰。根据患者症状，随证加减，以心肝为主，取脏腑同调之意。

2. 百合知母汤

本方出自《金匮要略》，药物组成为知母、百合，王教授常以此方联合酸枣仁汤治疗失眠。

3. 六味地黄丸

本方出自《小儿药证直诀》，药物组成为熟地黄、山茱萸、山药、茯苓、牡丹皮、泽泻。六味地黄丸系金匮肾气丸的变方，本用于治疗小儿肾虚而致之失音、囟门不闭、神不足等症状，根据本方对应的病机，王教授常将此方广泛用于肾精亏虚及肾阴虚证。方中熟地黄益精填髓，山茱萸补肝敛精，山药健脾涩精，泽泻泄肾浊，以防熟地黄滋腻而加重阴虚；牡丹皮清肝泻火，以防山茱萸助肝火、劫肝阴；茯苓淡渗利湿，以防山药收湿困脾。对于肾阴虚较重者，可加女贞子、墨旱莲滋补肾阴；肾阴阳两虚者，可加仙茅、淫羊藿、巴戟天等温补肾阳；若有耳鸣等症状，可加磁石、苍耳子补肾通窍，聪耳明目。

4. 栝楼瞿麦丸

本方出自《金匮要略》，药物组成为天花粉、瞿麦、茯苓、山药、炮附子，主治上热下寒之小便不利。《金匮要略》记载本方治疗小便不利、有水气、其人若渴。王教授认为此方病机为肾阳虚，肾失气化，合并痰饮。肾阳虚，致膀胱气化不利，而出现小便不利；命门火衰，脾阳亏虚，水饮内盛，津液不能上承于口，则出现口渴之症。故以天花粉清热泻火，滋阴润燥，缓解口渴；瞿麦、茯苓利湿通淋，健脾渗湿，使湿气去；山药、炮附子温补命门之火，治疗脾肾阳虚之证。

5. 葶苈大枣泻肺汤

本方出自《金匮要略》，药物组成为葶苈子、大枣两味药，治疗支饮不得息，水饮上犯胸膈之证。王教授常用此方治疗肺中痰饮，喘息，夜间加重，不寐之症，方中葶苈子泻肺平喘，利水消肿，开宣肺气，以利水之上源，使水道通调，水饮得去；大枣健脾和中，以防葶苈子损伤胃气，一祛一和，寒温并用，则疾病可愈。

五、验案举隅

验案 1 患者，男，64 岁，2021 年 6 月 5 日首诊。

主诉：发现血肌酐升高 7 年余，入睡困难 1 周。

现病史：患者 7 年前体检时发现血肌酐升高（具体不详），未予重视及治疗。1 周前复查肾功能示：肌酐 194μmol/L，尿素 11.85mmol/L，尿酸 422μmol/L，肾小球滤过率 31.44ml/（min·1.73m²）。后因恐惧肾功能进一步下降，夜间难以入睡，现为求中西医结合治疗，遂来就诊。否认糖尿病、高血压、冠心病等病史。症见：神清，精神可，偶有乏力、畏寒，思虑过度，时有恐惧感，寐差，失眠，入睡困难，睡眠轻浅易醒，醒后不易入睡，纳可，大便 2~3 日一行，成形，小便有泡沫。舌暗，苔薄白，双手脉沉，尺部尤甚。

中医诊断：肾衰病，不寐。

证型诊断：脾肾亏虚证。

治则治法：健脾益肾，化瘀泄浊，养心安神。

方药如下：

生黄芪 90g　炒白术 10g　茵陈蒿 10g　五灵脂 10g

蒲黄炭 10g　大黄炭 20g　水蛭 6g　炒酸枣仁 10g

百合 30g　知母 10g　合欢花 10g　浮小麦 30g

丹参 20g　川芎 20g　杜仲 20g　蒲公英 10g

共 28 剂，水煎服，150ml，早晚分服。

二诊（2021 年 7 月 3 日）：患者诉恐惧感明显减轻，时有焦虑，失眠仍在，但较前减轻，入睡困难，夜间时醒 4~5 次，日间困倦，纳可，大便仍 2~3 日一行，量可，不干，小便有泡沫。舌淡红、偏暗，苔薄白，脉沉弦。

方药如下：

生黄芪 90g　炒白术 10g　茵陈蒿 10g　五灵脂 10g

蒲黄炭 10g　大黄炭 20g　水蛭 6g　炒酸枣仁 10g

百合 30g　知母 10g　合欢花 10g　浮小麦 30g

炒麦芽 30g　郁金 10g　川楝子 10g　杜仲 20g

炙甘草 10g　大枣 5 枚

共 28 剂，水煎服，150ml，早晚分服。

三诊（2021 年 7 月 31 日）：患者恐惧、焦虑症状稍有减轻，仍入睡困难，睡后易醒，日间困倦，纳可，二便调，舌红偏暗，苔白腻，脉沉滑。查肾功能示：肌酐187μmol/L，尿素11.85mmol/L，尿酸760μmol/L，肾小球滤过率32.90ml/（min·1.73m^2）。

方药如下：

生黄芪90g　炒白术20g　茵陈蒿10g　五灵脂10g

蒲黄炭10g　大黄炭20g　佩兰20g　丹参20g

土茯苓30g　草薢20g　石菖蒲10g　秦皮20g

地龙10g　水蛭10g　川芎20g　虎杖10g

共28剂，水煎服，150ml，早晚分服。

西药： 非布司他，40mg，Qd。

四诊（2021年8月28日）：诸症如前。

方药如下：

生黄芪90g　炒白术20g　茵陈蒿10g　五灵脂10g

蒲黄炭10g　大黄炭20g　佩兰20g　丹参20g

土茯苓45g　草薢20g　石菖蒲10g　秦皮10g

益智仁10g　威灵仙20g　地肤子10g　泽兰20g

茜草20g

共28剂，水煎服，150ml，早晚分服。

西药： 非布司他，40mg，Qd。

五诊（2021年10月23日）：患者近期焦虑、恐惧情绪严重，担忧肾功能下降进入尿毒症期，思虑过度且难以自控，影响生活，失眠严重，入睡困难，睡后易醒，夜尿4~5次，自觉实际入睡时间仅有2~3小时，日间困倦疲乏，偶有畏寒，心悸，纳可，大便调，小便有泡沫。舌红偏暗，苔薄白，脉沉弦。检查肾功能示：肌酐 189.61μmol/L，尿素 12.38mmol/L，尿酸 464μmol/L，肾小球滤过率 32.42ml/（min·1.73m²）。

方药如下：

柴胡 10g　黄芩 10g　半夏 10g　炙甘草 10g

浮小麦 50g　百合 20g　知母 10g　大枣 5 枚

珍珠母 30g　鸡血藤 30g　郁金 10g　川楝子 10g

玫瑰花 10g　紫苏梗 20g　厚朴 10g　生黄芪 80g

鹿角霜 10g　地龙 10g

共 28 剂，水煎服，150ml，早晚分服。

六诊（2021 年 12 月 18 日）：患者诉恐惧、焦虑及思虑过多症状基本减退，睡眠好转，入睡较前容易，但仍睡眠轻浅，夜尿 2~3 次，日间困倦减轻，已无心悸，畏寒症状明显减轻，纳可，小便有泡沫，大便不畅、质黏量少。舌淡暗，苔黄厚腻，脉沉滑。

方药如下：

柴胡 10g　黄芩 10g　半夏 10g　炙甘草 6g

浮小麦 40g　百合 30g　知母 10g　合欢花 10g

远志 10g　鹿角霜 10g　山茱萸 10g　郁李仁 20g

桃仁 10g　枳壳 20g　生大黄 5g　土茯苓 30g

苍术 10g　党参 10g

共 28 剂，水煎服，150ml，早晚分服。

【按语】患者处于 CKD3 期，王教授认为肾衰病与脾肾亏虚、肾虚血瘀有关。对于肌酐升高患者常用茵陈失笑散加减，生黄芪、炒白术、茵陈蒿、五灵脂、蒲黄炭、大黄炭、水蛭为常用的治疗肾衰的药物组合；肾主恐，患者失眠症状由思虑、恐惧症状引起，且根据脉象，尺脉较沉，故加杜仲以补肾气；因患者受失眠影响较大，故增用炒酸枣仁、百合、知母、合欢花、浮小麦以养心安神；患者舌色偏暗，故加丹参、川芎行气活血；加蒲公英以防大剂量黄芪、杜仲等补益药生热之弊。由于患者为慢性疾病，且路程较远，出行不便，故复诊间隔较长。二诊时患者恐惧减轻，以焦虑为主，脉弦为肝郁之象，且舌色转红，故在前方基础上减少活血补肾之品，加郁金、川楝子以疏肝解郁，增用炙甘草、炒麦芽、大枣，取甘麦大枣汤之意以养心安神。三诊尿酸过高，恐其造成肾功能进一步损害，故均以健脾化湿、化瘀泄浊为主，配合西药，急则治其标，以调节尿酸为主要治疗方向。四诊诸症同前，以三诊方思路加减治疗。五诊患者尿酸回降，以恐惧、焦虑、失眠为主诉，故改用小柴胡汤、百合知母汤合甘麦大枣汤为主方，加鹿角霜以补肾阳，郁金、川楝子、玫瑰花、紫苏梗、厚朴以疏肝行气解郁；加珍珠母、鸡血藤以助安神。六诊患者思虑、失眠症状减轻，故前方去部分疏肝安神之品，但仍用鹿角霜、山茱萸以巩固补肾效用；从大便质黏、舌象可知，患者现有湿热象，故增加苍术、土茯苓燥湿，加郁李仁、桃仁、枳壳、生大黄润肠行气通便。随访患者，虽其肾脏功能难以逆转，但辅以中药可尽量延缓其肾功能的减退，且其生活质量得到较大改善。

此例患者为慢性肾脏病患者，本有肾虚血瘀的病机，纵观前方，患者虽时有脉弦，易紧张、焦虑等肝郁症状，但几次更方后发现，增用补肾药物后患者恐惧、焦虑及失眠症状的改善较单用疏肝解郁药物更为明显，说明其病本质在肾虚，也反证了肾主恐理论在慢性肾脏病合并睡眠障碍疾患中的应用。

验案2 患者，男，64岁，2021年6月12日首诊。

主诉：发现血糖升高6年，睡眠欠安1周余。

现病史：患者6年前体检时发现血糖升高，自行饮食调节，未予药物治疗，近1周无明显诱因出现睡眠欠安，入睡尚可，睡后易醒，醒后不易入睡。查肾功能示：肾小球滤过率63.6ml/（min·1.73m²），尿酸436μmol/L，肌酐106.69μmol/L，尿素6.8mmol/L，糖化血红蛋白6.7%。高血压病1年余，未予重视治疗。否认慢性胃炎、冠心病等病史。现症见：乏力，偶有咳嗽、咳痰，易紧张、着急，纳差，失眠，夜尿频数，2~3次/晚。舌胖嫩、有齿痕，脉弦。

中医诊断：消渴，不寐。

证型诊断：肝郁脾虚，阴虚血瘀证。

治则治法：疏肝健脾，益气养阴活血。

方药如下：

生黄芪30g 炒白术20g 薄荷10g 桔梗20g

生甘草10g 茵陈蒿10g 五灵脂10g 蒲黄炭10g

大黄炭20g 丹参20g 泽兰20g 茜草20g

地骨皮10g 槐花30g 枳壳20g 炙枇杷叶20g

共 14 剂，水煎服，150ml，早晚分服。

二诊（2021 年 7 月 10 日）：患者咳嗽减退，纳可，偶有反酸，睡眠较前好转，但仍欠佳。舌质红，脉弦。

方药如下：

生黄芪 60g　炒白术 20g　茵陈蒿 10g　五灵脂 10g

蒲黄炭 10g　蒲公英 10g　槐花 30g　郁金 10g

鸡内金 10g　代赭石 10g　香附 10g　旋覆花 20g（后下）

玫瑰花 30g　青蒿 10g　炒麦芽 20g

共 28 剂，水煎服，150ml，早晚分服。

三诊（2021 年 8 月 11 日）：患者纳可，大便调，现睡眠明显好转，夜尿后入睡较快，口微苦。舌红，两侧苔薄黄，脉弦。

方药如下：

生黄芪 60g　炒白术 20g　茵陈蒿 10g　五灵脂 10g

蒲黄炭 10g　蒲公英 10g　大黄炭 10g　玫瑰花 30g

香附 10g　竹茹 10g

共 14 剂，水煎服，150ml，早晚分服。

【按语】患者为中年男性，既往有糖尿病病史，此次因睡眠欠安就诊。中医辨病为消渴、不寐，辨证为肝郁脾虚，阴虚血瘀证。患者平素气急易怒，肝气郁结，郁而化火，煎灼阴液，化为消渴，木郁乘土，而致肝郁脾虚，发为不寐。中医治以疏肝健脾、益气养阴活血，方用玉屏风散合茵陈失笑散加疏肝理气、养阴活血方药。生黄芪、炒白术以健脾，茵陈蒿、五灵脂、蒲黄炭、大黄炭、丹参、泽兰、茜草、地骨皮以养血凉血、活血化瘀，槐花、枳壳、桔梗以理气清热，炙枇杷叶、薄荷、生甘草以清肺降气。二诊时患者咳嗽减退，偶有反酸，仍有不寐。胃不和则卧不安，仍以玉屏风散合茵陈失笑散为基础方，旋覆花、代赭石以降胃气，香附、郁金、玫瑰花、青蒿、炒麦芽以疏肝理气、和胃降逆。三诊时患者诸症减轻，口微苦，舌红，两侧苔薄黄，考虑胃有余热，在原方的基础上加用竹茹以清热养阴。

验案 3 患者，男，60 岁，2021 年 6 月 29 日首诊。

主诉：水肿 3 个月余，睡眠欠佳 1 个月。

现病史：患者 3 个月前无明显诱因出现双下肢水肿，未予重视及治疗。近 1 个月患者双下肢水肿逐渐加重，伴夜间尿频，影响睡眠。否认糖尿病、高血压、冠心病病史。现症见：乏力，牙龈痛，纳差，夜间睡眠欠佳，夜间尿频，尿中有泡沫，大便干，双下肢指凹性浮肿。舌胖、有齿痕，苔薄白，脉弦细。

中医诊断：水肿，不寐。

证型诊断：脾肾亏虚，水湿泛溢证。

治则治法：益气祛风，健脾益肾，利水消肿。

方药如下：

生黄芪 60g　炒白术 20g　防风 10g　防己 10g

地龙 10g　蝉蜕 10g　茯苓 20g　白扁豆 10g

玄参 20g　生地黄 10g　麦冬 20g　熟大黄 10g

生石膏 20g　知母 10g　牡丹皮 10g　白薇 10g

共 14 剂，水煎服，150ml，早晚分服。

二诊（2021年7月14日）：患者乏力减轻，牙龈肿痛消退，纳食好转，口干，夜间睡眠欠佳，夜尿频，5~6次/夜，大便干，双下肢浮肿明显减轻，足背仍有浮肿。舌胖、有齿痕，苔薄白，脉弦细。

方药如下：

生黄芪90g　生白术20g　地龙10g　覆盆子10g

土鳖虫10g　蝉蜕10g　牡丹皮10g　鸡血藤30g

沙苑子10g　熟大黄16g　火麻仁20g　炒酸枣仁10g

郁李仁20g　柏子仁10g　墨旱莲20g　菟丝子10g

鹿角霜10g

共14剂，水煎服，150mL，早晚分服。

三诊（2021年8月1日）：患者诸症减轻，乏力好转，纳可，寐安，夜尿次数减少，1~2次/夜，大便调，双下肢水肿消退。舌淡胖，苔白，脉弦。

方药如下：

生黄芪90g　炒白术10g　防风10g　地龙10g

土鳖虫10g　蝉蜕10g　僵蚕10g　莲须10g

萆薢20g　石菖蒲10g　诃子10g　炒白果10g

丹参10g　泽兰20g　茜草20g　佩兰10g

共14剂，水煎服，150ml，早晚分服。

【按语】患者为中年男性，否认既往肾脏病病史。此次因双下肢水肿及睡眠欠安就诊。中医辨病为水肿、不寐，辨证为脾虚湿盛证。患者平素劳倦过度，劳倦伤脾，脾失运化则水液代谢失常，运化不利，留潴于体内，发为水肿。后天之本失养，日久累及先天，肾脏气化不利，则夜间尿频，神失所养则不寐。方以防己黄芪汤为主方，益气祛风、健脾益肾、利水消肿。"血不利则为水"，故在主方基础上增加地龙、牡丹皮等活血利水之品。首诊时患者兼有牙龈痛、大便干等热象，水湿郁久化热，予玄参、生地黄、麦冬、熟大黄、生石膏、知母、白薇清胃热、养胃阴。二诊患者乏力减轻，牙龈肿痛消退，双下肢浮肿明显减轻，夜间睡眠欠佳，夜尿频，5~6次/夜，故在防己黄芪汤的基础上予火麻仁、炒酸枣仁、郁李仁、柏子仁、鸡血藤养心安神、润肠通便，予墨旱莲、菟丝子、鹿角霜补益肾气。三诊患者诸症减轻，用收敛固涩之品以巩固疗效。

验案 4 陆某，女，35 岁，2023 年 12 月 18 日首诊。

主诉: 入睡困难半年余，加重两周。

现病史: 患者近半年来入睡困难，未予重视。两周前因生气上述症状加重。现症见：入睡困难，伴多梦、早醒、醒后难以入睡，性情急躁，焦虑，口干口苦，胃胀，偶有嗳气、吞酸，小便可，大便干，日 1 行。舌红、苔薄黄，脉弦数。

中医诊断: 不寐。

证型诊断: 心肝火旺证。

治则治法: 疏肝泻火，宁心安神。

方药如下:

柴胡 10g　黄芩 10g　法半夏 10g　火麻仁 30g

郁李仁 20g　桃仁 10g　枳壳 30g　当归 20g

佛手 10g　玫瑰花 10g　紫苏梗 10g　佩兰 20g

炒酸枣仁 10g　浮小麦 30g　合欢花 10g　柏子仁 10g

共 14 剂，水煎服，150ml，早晚分服。

14 剂药后，患者诉失眠缓解，入睡易，守前方 14 剂，嘱患者谨防急躁易怒，保持心态平和，后随访患者，失眠明显好转。

【按语】患者出现长期入睡困难，伴多梦、早醒、醒后难以入睡等症状，属西医"睡眠障碍"范畴，中医归属于"不寐"范畴。患者为中年女性，情志不遂，郁怒伤肝，肝失条达，肝气郁滞，气郁日久而化火，火热上扰心神，神魂不安，故发为不寐。同时，患者平素性情急躁易怒，肝气失于疏泄，木郁化火，蒸津耗液，气火循经上逆，上蒸口咽之津，则见口干；火热下灼胃肠之津液，肠道失于濡润，则见大便干；肝郁化火，横逆犯胃，肝胃不和，升降失司，胃气上逆，则有嗳气、吞酸等症，胆气上泛，则见口苦，遂临证时除需关注患者不寐之证外，还应整体辨证，主次兼顾。王教授认为本病部位主要在心，与肝关系密切，病理性质属实证，肝郁化火，引起心神不安，故治当疏肝泻火，佐以宁心安神。方中以小柴胡汤之柴胡、黄芩、法半夏清泻肝之气火；合炒酸枣仁、合欢花、柏子仁，加浮小麦以养心安神；佐枳壳、玫瑰花、佛手等行气解郁之品，助木郁之气得以舒畅；以火麻仁、郁李仁、柏子仁、桃仁、当归等质润之品润肠通便，使下焦腑气得通，以助肝之气机畅通；"胃不和则卧不安"，故以法半夏、枳壳、紫苏梗、佩兰理气和胃，降泻中焦上逆之气以护上焦心神之安宁。疏肝泻火与养心安神合用，肝气得舒，气火得泻，心神得养，则心安神宁。

六、预防调护

1.脾阳不足、肾气亏虚的患者，嘱其增加户外活动，艾灸足三里、命门等穴位，可适当进行八段锦、易筋经等导引运动以振奋阳气。

2.肝气郁滞的患者嘱其调节情绪，平日可用玫瑰花泡水代茶饮，以助疏肝解郁。

3.对疾病过于焦虑，过度关注肌酐、肾小球滤过率、尿蛋白定量等指标的患者，家属需配合对其进行劝导，帮助患者正确面对疾病。

整理者：张笑恬、彭鑫平

郁证

郁证是以心情抑郁不宁，忧心忡忡，郁郁寡欢，焦虑烦躁，情志郁郁不舒，自觉胸满腹胀等为特点的一类情志疾病。此类患者一般喜欢独居，反应迟钝，神情冷漠，自我逃避，严重者可出现轻生念头，一部分患者迁延不愈，精神紧张，食欲不振，体重下降，本病严重危害人类的身体、精神健康。西医学中的抑郁症、癔症、焦虑症等均属于此类疾病。近些年，随着生活节奏的加快及生活压力的增大，郁证发病率出现逐年上升的趋势，且女性患病多于男性。郁证有广义与狭义之分，可根据两者病因病机来辨证论治，广义之郁指因外邪或情志不畅以致气血津液结滞不通，迟留不畅所导致的各种病证，而狭义之郁单指情志不舒所致之郁。王教授认为郁证的致病因素繁多，主要病机在于肝郁情志不畅，气血瘀滞，兼有火、湿、痰等病理因素出现。

一、病因病机

郁证多由于情志不舒、惊吓、恐惧、忧郁等七情内伤以致气机壅塞，气滞则湿痰瘀等病理产物拥堵三焦，进而影响五脏功能，五脏功能失调，加重脏腑气郁，最终发为本病。

1.七情内伤，气机不畅

关于情志与气郁关系的论述，如《黄帝内经素问·举痛论》云："思则心有所存，神有所归，正气留而不行，故气结矣。"《黄帝内经素问·本病论》曰："人或恚怒，气逆上而不下，即伤肝也。"描述了情志会影响肝与气机。古人有"气郁为六郁之始，肝郁为诸郁之主"之说。愤恨恼怒，怒郁伤肝，使肝失其疏泄条达之性，气机不畅，以致肝气郁结而成气郁。气郁又能结合其他病理产物而成六郁证，如气郁则血滞不行而为血郁；气久郁而化火则成火郁；气郁则水液运行不畅，水湿流于三焦脏腑，聚而成痰湿，则为痰湿郁；肝郁则肝木横克脾土，以致脾失健运，脾气虚弱，无以运化食物而成食郁。

2.脏腑易郁，伤津耗气

《杂病源流犀烛》中认为，诸郁，脏器病也。脏器本虚，思虑过深，更易成郁。郁证病位首在于肝，久而不愈可影响其他脏腑。病之初起则为肝郁气滞，进而影响五脏；气郁于心，以致营血不足，心神失养，多见心悸怔忡，郁郁不乐；气郁于肺，则肺失宣发肃降之功，多见咳嗽喘逆，渐成虚劳；气郁于脾，脾失运化，则多见食积、痰凝、湿聚等证候，再有痰气郁结咽喉，此为梅核气，多见痰壅咽喉，咳之不出，咽之不下之状；气郁化火，损伤阴津，心肾阴虚，冲任失调，则可见头晕耳鸣、五心烦热、虚烦少寐、女子月经失调等症。

二、辨证论治

王教授认为，郁证首先辨受病脏腑，其核心病机在于肝失疏泄，病变脏腑主要在肝，兼有其他脏腑病变。以疏肝解郁、行气活血作为治疗的首要原则，解郁先活血，血行气自行。同时结合六郁证，判断是否有气、血、痰、火、湿、食等相兼为病，并于此进行对证治疗。其次再辨虚实，郁证久病不愈则由实转虚，渐成肝肾气血两虚之证，治应补养肝肾、益气养血，且不可过投滋腻之品，以防脾胃虚弱，无以运化，再伤脾胃。王教授观察到，若患者年纪较轻，体格盛壮，平素性情急躁易怒，喜食肥甘厚味者，气郁后易化痰化火，在疏肝解郁的同时应清热化痰、理气滋阴。若年纪较大，身体虚弱，少气懒言，气郁后血液瘀滞不行，新血不生，渐成气郁血虚之证。脾气亏虚，运化无力，无以充养肾精，肾精亏虚，故见牙齿松动、骨弱痿软、精神萎靡、气短脉弱，进一步导致髓海空虚，记忆力大幅下降，神情淡漠，动作迟缓，应遵照《景岳全书》云："初病而气结为滞者，宜顺宜开；久病而损及中气者，宜修宜补。"故在疏肝理气的基础上补血养血，滋养肝肾。王教授临床上通常将郁病分为以下五种证型：

1. 肝气郁滞证

病在肝者，以精神抑郁、两胁胀满、腹胀嗳气、面色不华、月经不潮、善太息、二便不调、脉弦细为主症，治应疏肝解郁、理气和中，用药宜缓，用量宜中，疏肝木之气，忌辛香燥烈之物，因其久服则耗气动血，王教授常选用越鞠丸合柴胡疏肝散配合郁金、木香、厚朴、紫苏梗、佛手等平和之物。若兼有舌质紫暗、脉细涩等血郁证候，可酌加丹参、赤芍、大黄、鬼箭羽等活血之品；若气滞日久，血瘀较甚，王教授善用虫类药破血逐瘀，如水蛭、土鳖虫、地龙、蜈蚣等；兼有口苦、心烦、尿黄、舌红脉数等火郁症状者，可酌加牡丹皮、栀子、龙胆草、黄连、黄芩、川楝子等。

2. 肝郁脾虚证

病在脾胃者，以食欲不振、嗳腐吞酸、胃脘痞闷、呕恶多痰、胸闷便溏、舌苔白腻水滑、脉濡滑等为主症，治应行气开郁、化痰利湿。方用越鞠丸合半夏厚朴汤，痰郁化热者可加用瓜蒌、浙贝母、竹茹，食滞痰郁者可加用佛手、焦三仙、炒麦芽、炒谷芽、茯苓等。

3. 心脾两虚证

病在心脾者，以面色少华、头晕乏力、不思饮食、心悸失眠、舌淡苔白、脉细弱等为主症。治以补心健脾，益气养血。方用归脾汤合桂枝甘草龙骨牡蛎汤加减。王教授认为，生龙骨性平，味涩、甘，具有镇心安神、平肝潜阳之功；生牡蛎性微寒，味甘、咸，有滋阴养血、补五脏之功，二者相合，可宁心定志，使五脏得安。合归脾汤大补气血，共奏气血调和、宁神定志之效。气滞明显者，可酌加香附、郁金增强行气之功。

4. 心肝血虚证

病在心肝者，以神躁不宁、哭笑无常、神情恍惚、表情忧郁、身体乏力，女子月经不调、周期紊乱、甚则闭经，舌淡苔白、脉弦细等为主症。方用当归补血汤合甘麦大枣汤。当归味厚，为阴中之阴，故可养血、黄芪味甘，补而不滞，二者相合气血双补。甘麦大枣汤可养心安神，治疗女子脏躁不安，情绪易于失控。

5. 心肾阴虚证

病在心肾者，以腰膝酸软、心悸胸闷、头晕耳鸣、五心烦热、潮热盗汗、舌红少苔、脉细数等为主症。方用天王补心丹合滋水清肝饮。滋水清肝饮的主要作用是滋阴养血、疏肝清热，其组成是由六味地黄丸的熟地黄、山药、山茱萸，三味药共补三焦之阴气，牡丹皮、泽泻、茯苓泻三焦之浊气；在此基础之上，又加当归、白芍养血柔肝，加柴胡、栀子疏肝清热，栀子可清三焦之虚热，再加养心安神的酸枣仁，诸药相合，滋养心肾、疏肝清热。

王教授常用越鞠丸（香附 10g，苍术 10g，川芎 10g，神曲 10g，炒栀子 10g）为主方，治疗因气郁、血郁、痰郁、火郁、湿郁、食郁而见到的胸膈痞闷、吞酸呕恶、饮食不消、胸脘刺痛等症状。以此五药开六郁，使气机通畅，六郁皆舒，虽无治痰之药，但痰郁因脾虚而生，五郁得解而痰郁自除，故不用治痰之物。王教授认为，在临证中痰湿不盛者可加白术、黄芪、白扁豆之类以健脾化湿，若痰湿壅盛，可加茯苓、薏苡仁以淡渗利湿，常可取得意外之效。

三、临证心得

1. 四诊合参，分清主次

王教授在治疗郁证时强调要分清主次关系，中医辨证论治的核心在于四诊合参、整体思维。在论治中应注意疏泄法与补益法的灵活运用，根据患者此时的证型及标本缓急确立证治方向，病情复杂者可以结合多种治则治法，应用中要权衡轻重，揣度主次，以应对更多的病机变化。

2. 把握病机，遣方用药

王教授指出，郁证虽然整体病机是肝郁气滞，但临床中会出现各种病理产物，作用于每个人后所产生的疾病表现也是不同的，所以在治疗时不必拘泥于成方，可联合多方治疗，需做到准确把握病机，分期辨证。如肝郁气滞可用越鞠丸、逍遥散、柴胡疏肝散，心脾两虚用归脾汤，心肾阴虚用天王补心丹等。根据不同的疾病表现，在组方时，根据兼夹症之不同，因症选用药物，如宁心安神用生牡蛎、生龙齿、酸枣仁、柏子仁、何首乌、合欢花、珍珠母等，固精用金樱子、芡实、莲须等，小便频数用山药、覆盆子、桑螵蛸、五味子、益智仁等，脾胃虚弱用白扁豆、诃子、山药、炒薏苡仁、炒白术等，便秘用当归、枳壳、熟大黄、火麻仁、郁李仁、桃仁等。郁证一般病程较长，病势缠绵，在治疗过程中不应操之过急，患者病久不愈，耗气伤血，故在用药方面应优先选择平补甘缓之药，慎用燔风耗血的行气药，以防加重病情。

四、选方用药特色

1. 越鞠丸

本方出自《丹溪心法》，药物组成为川芎、苍术、香附、栀子、神曲五味药，以五药治六郁，化气郁、血郁、火郁、湿郁、食郁及痰郁。王教授继承全国名中医黄文政之经验，常以此方治疗痰湿困脾、脾虚湿盛证。郁证与痰湿关系密切，脾虚而水湿运化不利，困遏脾气，痰湿上蒙心神，则出现情志抑郁、兴趣下降等症。痰盛则气不得发，郁而生火，火邪耗伤营血，血行不畅，乃成血郁，脾失健运，胃失和降，水谷饮食不得化，而生食郁。苍术健脾燥湿，恢复脾之运化而化湿郁；香附行气解郁，气郁得解；川芎活血行气，通行血络，血郁能消；栀子清热泻火，可发火郁；神曲消食健胃，运化食郁；五邪得去，脾气舒畅，则痰郁自除。临床应用时，可加砂仁、藿香、佩兰以芳香和胃，清化湿邪；加炒薏苡仁、焦三仙以增强健胃消食之力；加浮小麦、柴胡、川楝子、郁金以加强疏肝行气之力；加二陈汤以加强燥湿健脾化痰之力。痰热盛者，加竹茹、芦根、枇杷叶清热化痰；气阴伤较重者，加麦冬、石斛、太子参、党参、玉竹气阴双补。

2. 柴胡疏肝散

本方出自《证治准绳》，药物组成为柴胡、川芎、枳壳、陈皮、白芍、炙甘草、香附。王教授认为郁证始于肝气郁结，故常以疏肝行气为主攻方向，柴胡疏肝散为四逆散之变方，在四逆散基础上变枳实为枳壳，加陈皮、川芎、香附。方中柴胡、香附行气疏肝，解郁止痛；枳壳理气导滞；川芎行气活血，散肝中郁滞；白芍、炙甘草为芍药甘草汤，可缓急止痛。运用此方时，加郁金、川楝子、玫瑰花以增强疏肝之力；肝郁犯脾，脾胃虚弱者，加焦三仙、炒薏苡仁以健脾和胃；不寐者，加百合、知母、酸枣仁、合欢皮以养心安神，解郁润燥。

3. 半夏厚朴汤

本方出自《金匮要略》，药物组成为包括半夏、厚朴、茯苓、紫苏叶、生姜五味药。治疗妇人咽中如有炙脔，咳之不出，咽之不下之梅核气，其中半夏燥湿化痰，厚朴下气除满，两药相合，可解梅核气之痰气互结之证。茯苓健脾祛湿，以绝生痰之源，巩固半夏、厚朴之化痰之力；紫苏叶理气宣肺，透畅气机；生姜和胃止呕，诸药配伍，可解郁证之痰气互结证，可联合柴胡疏肝散或越鞠丸整体调治。

五、验案举隅

验案1 王某，男，43 岁，职员，2020 年 10 月 13 日首诊。

主诉：自觉胸部满闷不舒，不思饮食，口干多饮 1 周。

现病史：患者 5 年前无明显诱因出现口干多饮、多尿症状，每日饮水量在 1500ml 以上，饮用甜味饮料后口干更重，就诊于当地医院确诊为 2 型糖尿病，规律口服盐酸二甲双胍片，1 片，Qd，血糖控制在餐前 7~8mmol，1 周前与家人争吵后出现胸部满闷及肋部胀满，自行服用丹参滴丸（用量不详）而症状未能缓解，前来就诊。既往有糖尿病病史 5 年，否认高血压、冠心病等慢性病史。2020 年 9 月 21 日查空腹血糖 7.2mmol/L。现症见：神清，情绪低落，胸部满闷，呼气得舒，身体肥胖，自汗，动则汗出如雨，食欲减退，夜寐欠安，易醒，大便黏腻，日 1 行。舌红、胖大，苔白，脉濡。

中医诊断：郁证。

证型诊断：肝郁脾虚，卫表不固证。

治则治法：疏肝解郁，健脾化湿，补气敛汗。

方药如下：

炙黄芪 30g　炒白术 30g　防风 10g　浮小麦 30g

稻根须 20g　黑豆衣 30g　鬼箭羽 10g　川芎 20g

麸炒芡实 10g　山药片 20g　知母 10g　醋香附 10g

炒麦芽 30g　麸炒苍术 20g　神曲 20g　炒栀子 20g

酸枣仁 10g

共 14 剂，水煎服，150ml，早晚分服。

联合西医治疗，予控制血糖，嘱患者按时监测血糖，饮食方面保持营养均衡并加强体育锻炼。

二诊（2020 年 10 月 27 日）：患者情绪低落较之前改善，胸部满闷大有缓解，仍夜寐不安，纳差，多汗，口干口渴，大便日 1 行。舌红苔腻，脉滑。

方药如下：

炙黄芪 30g　炒白术 20g　防风 10g　浮小麦 30g

稻根须 20g　黑豆衣 30g　鬼箭羽 10g　川芎 20g

麸炒芡实 10g　知母 10g　醋香附 10g　茯苓 20g

合欢花 20g　麸炒苍术 20g　神曲 20g　炒栀子 20g

酸枣仁 20g　夜交藤 20g　百合 20g

共 14 剂，水煎服，150ml，早晚分服。

三诊（2021 年 1 月 4 日）：患者自觉无情绪低落，胸部满闷症状明显好转，睡眠较前明显改善，多汗症状消失，仍口干口苦，大便黏腻。舌红苔黄腻，脉滑。

方药如下：

炙黄芪 30g　炒白术 20g　栀子 10g　太子参 10g

麦冬 20g　当归 10g　白芍 10g　山药 15g

柴胡 10g　黄芩 10g　龙胆草 20g　泽泻 10g

玄参 10g　丹参 30g　女贞子 15g　墨旱莲 30g

共 14 剂，水煎服，150ml，早晚分服。

后随访，诸症皆消，再未复发。

【按语】《证治汇补·郁证》："郁病虽多，皆因气不周流。法当顺气为先，开提为次，至于降火、化痰，消积，犹当分多少治之。"患者与家人争吵后，肝气郁滞于胸中，可见情绪低落、胸部满闷；木郁乘土，克伐脾胃，则消化不良，食欲减退。脾虚而痰湿丛生，则大便黏腻；气血生化乏源，卫表不固，则气虚多汗。故本病以气郁、气虚为本，痰湿为标。治应疏肝解郁，健脾化湿，补气敛汗。方用越鞠丸加减。方中川芎、醋香附、麸炒苍术、神曲、炒栀子分别治血郁、气郁、湿郁、食郁、火郁。炙黄芪甘温，为补气之要药；合防风、炒白术，共奏补脾气、固卫表之功；浮小麦、稻根须、黑豆衣三药可固表止汗，肝体阴而用阳，以血为体，以气为用，故疏肝的同时用酸枣仁益肝助阴，补养肝血；鬼箭羽性寒味苦，以通肝经、活肝血。诸药相合，肝木得疏，卫表得固。二诊加合欢花、酸枣仁、夜交藤、百合以加强养肝补血、宁心安神之力。三诊患者郁久则化火，同时兼有消渴，肝经湿热、脾肾阴虚证候比较明显，治以清泻湿热、益气养阴为主。方用龙胆泻肝汤合沙参麦冬汤合二至丸加减，药后诸症得消。

验案 2 刘某，女，47 岁，职员，2022 年 6 月 15 日首诊。

主诉：喉间不适两周余。

现病史：患者两周前因家人去世，情绪失控，每日情绪低落，后自觉喉咙中有"肿物"，自述如虫爬之状，常欲吞咽唾液将"肿物"咽下或吐出。就诊于当地医院耳鼻喉科，检查无异常。今前来就诊。自述无高血压病、冠心病等慢性病病史。现症见：神清，情绪不安，愠愠欲哭，自觉喉间不适，悲伤时症状加重，夜间难寐，惊悸易醒，纳差，大便偏干，日 1 行。舌淡红，苔白滑，脉细弱。

中医诊断：郁证。

证型诊断：痰气互结，心胆气虚证。

治则治法：行气化痰，宁心安神。

方药如下：

陈皮 10g 半夏 10g 茯苓 10g 厚朴 6g

紫苏梗 6g 瓜蒌 20g 麦冬 10g 玄参 10g

枳壳 10g　柏子仁 10g　酸枣仁 20g　合欢花 10g

夜交藤 10g　百合 20g　知母 10g　远志 10g

石菖蒲 10g　香附 10g

共 12 剂，水煎服，150ml，早晚分服。

二诊（2022 年 6 月 29 日）：喉中异物感减轻，食欲不佳，偶有反酸、烧心，睡眠情况同前，舌红苔白，脉沉细。

方药如下：

陈皮 10g　半夏 20g　茯苓 10g　厚朴 6g

紫苏梗 10g　瓜蒌 20g　炒麦芽 30g　玄参 10g

枳壳 10g　柏子仁 10g　酸枣仁 20g　合欢花 10g

夜交藤 10g　百合 20g　知母 10g　远志 10g

石菖蒲 10g　香附 10g　炒谷芽 30g　乌贼骨 20g

共 14 剂，水煎服，150ml，早晚分服。

三诊（2022 年 7 月 13 日）：喉中异物感消失，反酸症状已无，仍食欲不佳，夜寐稍安。舌红苔白，脉细。

方药如下：

生黄芪 60g　炒白术 10g　地龙 10g　蝉蜕 10g

芡实 10g　白扁豆 10g　山药 10g　黄精 10g

当归 10g　炒酸枣仁 20g　浮小麦 30g　合欢花 10g

百合 20g　益智仁 10g　丹参 20g　茯苓 20g

共 14 剂，水煎服，150ml，早晚分服。

后随访，夜寐得安，诸症皆消。

【**按语**】患者因悲伤过度，气机郁滞不行，与痰搏结于喉间而成梅核气。方中半夏、厚朴辛以散结，苦以降逆；茯苓佐半夏化痰利饮；紫苏梗芳香，以宣通郁气，郁气得舒，痰气得解，病自愈矣；麦冬、玄参可清血中虚热和滋阴；石菖蒲、远志交通心肾；柏子仁、合欢花、酸枣仁、夜交藤宁心定志，助眠安神；百合、知母补虚清热，养阴润燥。诸药相合，行气化痰，宁心安神。此后两诊，随证加减，三诊中外邪已去，正气不足，王教授重视"后天之本"脾胃的盛衰，凡大病之后脾胃虚弱者，外邪已去，应缓建中气，脾胃健运，气血调和则预后良好。

六、预防调护

1. 患者应该早发现、早治疗慢性肾脏病，不应使病情迁延过久，造成心理疾病。在临床治疗时，医生应注意态度温和，多多宽慰患者，使其积极乐观地接受治疗。

2. 树立正确的人生价值观，对外界事物抱有积极向上、乐观的态度，避免和他人发生冲突，防止心情变化无常。

3. 应适当运动，放松身心，转移注意力，多亲近大自然，呼吸新鲜空气，收听悦耳的音乐，保持家庭干净整洁，芬芳无臭，以情治病。

4. 注意饮食摄入，限制油腻、海鲜、辛辣刺激、羊肉等肥甘厚味食物的摄入，戒烟、酒、浓茶及咖啡等。饮食应保持清淡，多吃新鲜水果及蔬菜。

整理者：侯志勇

胃痛

胃痛，又称胃脘痛，主要指上腹部近心窝处的疼痛。疼痛性质有胀痛、刺痛、隐痛等。

一、病因病机

胃痛的发生与外邪、饮食、情志均密切相关，亦与素体禀赋相关，但主要病机归纳为胃失和降，主要病位在胃，与肝、脾关系密切。胃作为机体受纳腐熟水谷的重要脏器，与脾同居中焦。脾胃坐镇中州，脾升则健，胃降则和，脾胃纳运相得、燥湿相济，一阴一阳，相辅相成。故而在病机上，脾胃病变常密不可分，且多为虚实夹杂、寒热并见。王教授认为，胃痛的病机主要有二：一为实邪阻滞气机，不通则痛；二为体虚失于濡养，不荣则痛。常有以下情况：外邪直中脾胃，尤以寒邪为主，寒性凝滞，阻滞脾胃气机，不通则痛；暴饮暴食，食积于胃，脾胃难以运化，不通则痛；情志失调，肝失疏泄，木郁乘土，横逆犯胃，气机受阻，不通则痛；素体虚弱或久病体虚，脾胃失于和降，气机不畅，或脾胃阳虚，中阳不振，虚寒内生，不荣则痛；或胃阴耗伤，失于濡润，不荣则痛；另有脾胃运化失司，痰湿、瘀血内生，痰瘀互结，此为本虚标实之证，发为胃痛。

二、辨证论治

王教授指出，胃痛当以和降胃气为基本原则，针对病因病机之不同，选择不同之治则治法，对于实邪犯胃，不通则痛之病机，可采用散寒止痛、消食导滞、疏肝理气、清化湿热、祛瘀止痛之法以缓急止痛；对于素体亏虚或久病体虚，不荣则痛之病机，可采用补脾健胃、化湿和胃、养阴益胃、温补中焦等法。

1. 外邪犯胃证

王教授认为，外邪犯胃主要包含三个方面，即寒邪客胃、湿热伤中及饮食积滞，多以胃脘疼痛难忍、痛势急迫为主要表现。急则治其标，此时应以祛邪为要，邪去则正安，故根据邪气性质的不同可采取温胃散寒、清热祛湿、消食散积之法。胃脘疼痛，得温则减者，为寒邪客胃，常选用香苏散、理中汤等；若湿热伤中，则见胃脘胀满，伴纳呆、呕恶、口气臭秽、大便黏腻或泄泻等症，王教授遵"辛开苦降"大法，治以芳香化浊、苦寒泄热，常用苏叶黄连汤、半夏泻心汤、葛根芩连汤等方；若胃脘疼痛、胀满拒按，伴吞酸、呃逆（其味腐臭）、不思饮食等症，为饮食积滞，此时王教授常以消食、通下两法并用，以泻法通利肠腑，以消法行气导滞，常用承气汤及其类方通腑泄浊；消食常用焦三仙、炒谷芽等，配合槟榔、大腹皮、陈皮、枳壳、玫瑰花等理气之品，导食积而下，以恢复脾胃气机。

2. 肝胃不和证

王教授认为此证多由情志不舒所致，肝失疏泄，横逆犯胃，则致胃气郁滞、胃失和降，多见胃脘胀痛、嗳气、吞酸嘈杂、呃逆，伴胁肋胀痛、情绪抑郁或烦躁易怒等症。其常以小柴胡汤为主方，根据兼夹症状之不同，联合百合知母汤、甘麦大枣汤等方剂，常用药为柴胡、黄芩、半夏、炙甘草、酸枣仁、浮小麦、百合、知母、合欢花、鸡血藤、丹参，配合玫瑰花、紫苏梗、紫苏叶、佛手、香附、木香、陈皮等行气和胃之品，共奏疏肝理气之效。

3. 中气不足证

王教授指出，中气即所谓脾气、胃气之合称，即推动和调控胃肠道运动以促使饮食物消化、吸收的精微物质，是消化系统功能的原动力，亦关乎人体营养物质来源，因此中气之盛衰十分重要。一旦中气不足，可表现为胃痛喜按、面黄少华、唇淡或黯、食欲不振、食后腹胀、倦怠乏力、便溏等症，其指出，此时以恢复中气为要，治宜小建中汤、黄芪建中汤等方，以温补脾阳、和中健胃为主。此外，气虚日久易出现阳虚，即脾胃虚寒证，临床表现为胃痛绵绵，时作时止，得寒则甚，得温则减。王教授指出此时建中汤类方的温中力量较小，应以理中汤、附子理中汤等方温阳祛寒、和胃止痛。

4. 胃阴亏虚证

胃喜润而恶燥，因此胃只有在津液充足时才能保证饮食物受纳、腐熟的正常运行。在病理上，胃中津液容易受损，每用苦寒泻下之剂或燥热之品，均可伤及胃阴。王教授指出，《伤寒杂病论》中体现的"保胃气，存津液"的思想对后世辨治脾胃病奠定了理论基础。每见胃脘隐隐作痛，伴心烦、口干、舌红少津之症时，多为胃阴亏虚证，治以滋阴养胃，宜益胃汤、增液汤、沙参麦冬汤等方。他指出，胃阴易亏而难补，临证时每每辨治胃阴亏者，凡苦寒败胃、燥热伤津之品均当慎用。

此外瘀血通过阻滞脾胃气机，也可导致胃痛，《临证指南医案·胃脘痛》曰："胃痛久而屡发，必有凝痰聚瘀。"故临证时王教授常辅助以瓜蒌、薤白、杏仁、丹参等药，瓜蒌、薤白、杏仁调气机之升降，丹参一味，功同四物，旨在活血。四味药合用，调和气血，豁痰化瘀，兼有润肠通便之效。同时，胃痛更有诸多兼夹症状：若伴嗳气、吞酸，可用旋覆代赭汤或加浙贝母、乌贼骨、煅瓦楞子等药；若疼痛难忍，亦可合用金铃子散、芍药甘草汤等方缓急止痛；若伴呕吐，可加枇杷叶、竹茹、紫苏叶、黄连等药以降逆止呕；若伴呕血、黑便，加灶心土、地榆炭、藕节炭、荆芥炭、艾叶炭等药以收敛止血。

三、临证心得

1. 脾胃分治，升降相宜

脾胃分治思想源于叶天士《临证指南医案》一书，其论述

"太阴湿土，得阳始运，阳明阳土，得阴自安"，王教授认为脾胃虽同居中焦，相辅相成，但其一阴一阳、一脏一腑，临证辨治时仍需分而论治，故而处方中虽有升有降、有补有泻，但亦有所侧重，辨治胃痛时要时刻不忘通降胃气。

2. 甘药缓急，温阳凉润

叶天士曾论"胃属阳土，宜凉宜润"，故而甘凉之品，其濡润能益胃津而助胃通降，但每遇胃阳虚者，仍需治以甘温，因此王教授指出辨治胃痛应重视甘味，甘温能温阳，甘凉则养阴，不能偏颇。

3. 脏腑相依，生克乘侮

王教授指出，脾胃为后天之本、气血生化之源，是其余脏腑精微物质的动力源泉，与脏腑之间尚存在着乘侮关系，如从温肾角度补益脾胃阳气，或抑制过亢的肝木而恢复脾胃功能。在方剂的应用中，如建中汤类方中的小建中汤与黄芪建中汤，黄芪一味，兼顾三焦，助肺宣降而益脾胃。

四、选方用药特色

1. 苏叶黄连汤

本方出自《湿热病篇》，药物组成为苏叶、黄连，本方主要治疗湿热蕴结中焦，肺胃不和之呕恶不止。方中黄连清湿热，苏叶通肺胃，王教授常用此方清中焦湿热，治疗胃痛、呕吐、呃逆等症，加竹茹、枇杷叶等药以加强清热止呕之功。

2. 旋覆代赭汤

本方出自《伤寒论》，药物组成为旋覆花、代赭石、人参、炙甘草、生姜、半夏、大枣。方中旋覆花下气消痰，降逆止噫；代赭石重镇降逆；半夏祛痰散结，降逆和胃；生姜和胃降逆止呕；人参、大枣、炙甘草甘温益气，健脾养胃。王教授常用此方联合苏叶黄连汤共同治疗胃虚呕恶等引发的一系列证候。

3. 理中汤

本方出自《伤寒论》，药物组成为炒白术、干姜、炙甘草、人参。本方由理中丸改变剂型而来，主治脾胃虚寒诸证。干姜大辛大热，温中散寒；人参益气健脾补虚，助干姜温阳之力；炒白术燥湿健脾，助脾胃之生化，以防脾胃生湿，阳气被郁，反加重病情；炙甘草益气健脾，缓急止痛。王教授常用此方治疗脾肾阳虚之证，如大便溏泻、腰膝冷痛，与四神丸合用，温脾肾之阳，补养命门之火，以充养脾阳；或加二仙汤，增强温肾助阳；加巴戟天、韭菜子、蛇床子等补火助阳，以起沉疴；对于阴阳两虚证，可联合二至丸，或加酒黄精、山药、玄参、石斛等阴阳双补。

五、验案举隅

验案 1 王某，女，42 岁，2021 年 12 月 10 日首诊。

主诉： 胃脘痛两月余。

现病史： 两月前患者出现呕血、黑便，遂就诊于天津市某医院急诊。查腹部 CT 示：考虑幽门部胃壁均匀增厚、阑尾粪石。查胃镜示慢性胃炎伴糜烂、胆汁反流。查血常规示：红细胞平均体积 103.4fL，红细胞平均血红蛋白量 34.7pg，平均血小板体积 8.7fL，纤维蛋白原 195.72mg/dl，D-二聚体 0.17μg/ml。肝肾功能正常，考虑"消化道出血"，其拒绝对症诊治，后具体治疗不详。现症见：神清，焦虑，胃脘冷痛，吞酸嗳气，纳食尚可，口苦，大便稀，色黑，寐差。舌质红苔黄腻，脉沉细。

中医诊断： 胃脘痛。

证型诊断： 脾胃虚寒证。

治则治法： 温阳补虚，行气和胃。

方药如下：

炙黄芪 20g　灶心土 30g　乌贼骨 20g　浙贝母 10g

煅瓦楞子 15g　佛手 10g　荆芥炭 10g　生地榆 20g

玫瑰花 10g　浮小麦 30g　炒酸枣仁 10g　百合 30g

合欢花 10g　远志 10g　炒麦芽 30g　神曲 20g

艾叶炭 20g　大枣 3 枚

共 14 剂，水煎服，150ml，早晚分服。

二诊（2021 年 12 月 24 日）：患者诉食欲增加，胃脘痛减轻，仍畏凉、吞酸，大便稀溏，未见便血，寐差，多梦易醒。舌质红苔黄，脉沉细。

方药如下：

炙黄芪 20g　灶心土 20g　乌贼骨 20g　浙贝母 10g

煅瓦楞子 15g　佛手 10g　荆芥炭 10g　生地榆 20g

玫瑰花 10g　浮小麦 50g　炒酸枣仁 10g　百合 30g

合欢花 10g　远志 10g　炒麦芽 30g　神曲 20g

鸡血藤 30g　茯苓 20g　珍珠母 30g　大枣 4 枚

14 剂，水煎服，150ml，早晚分服。

三诊（2022 年 1 月 9 日）：患者胃脘痛减轻，已无吞酸，时有胀满，纳食尚可，睡眠好转，时有头晕。舌质红苔黄，脉沉细。

方药如下：

炙黄芪 20g　灶心土 20g　乌贼骨 20g　浙贝母 10g

茺蔚子 10g　葛根 10g　佛手 10g　荆芥炭 10g

生地榆 20g　大腹皮 10g　厚朴 10g　玫瑰花 10g

浮小麦 60g　炒酸枣仁 10g　百合 30g　珍珠母 30g

合欢花 10g　远志 10g　炒麦芽 30g　神曲 20g

鸡血藤 30g　茯苓 20g

共 14 剂，水煎服，150ml，早晚分服。

三诊后，余症皆消，后随访未再复发。

【按语】王教授治疗本案胃痛时，首先考虑到患者消化道出血病史，结合患者刻下症，处以炙黄芪、灶心土、大枣温补脾胃，浙贝母、煅瓦楞子、乌贼骨制酸止痛，灶心土、荆芥炭、艾叶炭以收敛止血，佛手、玫瑰花以行气止痛。二诊便血已消，遂减灶心土用量，去艾叶炭；仍寐差，故增浮小麦、大枣用量，加鸡血藤、茯苓、珍珠母以养血除烦，宁心安神。三诊患者胃痛减轻，无吞酸，时有胀满、头晕之症，考虑肝气犯胃，肝阳上亢，遂去煅瓦楞子、大枣，增浮小麦以加强疏肝理气之力，以行气和胃。茺蔚子、葛根为王教授治疗肝阳上亢眩晕之常用药对，茺蔚子活血调经、清肝明目，葛根通经活络，两者均可治疗眩晕，同时也可作为降血压之药发挥作用。本例中患者存在胃痛、消化道出血等症，在临证遣方用药时，需全面考虑，据症加减，以期疗效。

验案2 王某，女，75岁，2022年2月23日首诊。

主诉：胃脘痛5月余。

现病史：5月前患者无明显诱因出现胃脘疼痛，疼痛难忍，就诊于天津某医院。查胃镜示：慢性炎症伴胆汁反流。病理报告示：胃窦中度黏膜慢性炎症，轻度活动性。予雷贝拉唑肠溶片等对症治疗，效果尚可。后患者胃痛反复，食欲下降，为求系统治疗，前来就诊。现症见：胃脘疼痛，时有干呕、反酸、食欲不振，腹部胀满，平素四肢凉，大便干燥，寐差，多梦。舌质红苔微黄，脉弦细。既往病史：慢性肾小球肾炎10余年，尿蛋白波动在±~+，肝肾功能正常。

中医诊断：胃脘痛，尿浊。

证型诊断：气滞血瘀证。

治则治法：行气活血，通腑泄浊。

方药如下：

瓜蒌10g　薤白10g　杏仁10g　丹参10g

竹茹10g　枇杷叶20g　神曲20g　炒麦芽30g

生黄芪30g　生白术30g　枳壳20g　火麻仁30g

郁李仁20g　焦槟榔20g　当归20g　桃仁10g

大枣 3 枚

共 14 剂，水煎服，150ml，早晚分服。

二诊（2022 年 3 月 9 日）：患者胃脘部疼痛减轻，时有胀满、呕吐、反酸，呕吐物为胃内容物，大便干燥，寐差，多梦。舌质红苔微黄，脉弦细。

方药如下：

生黄芪 30g 生白术 30g 枳壳 30g 白芍 20g

枇杷叶 20g 竹茹 10g 荷叶 20g 旋覆花 20g

代赭石 10g 玫瑰花 10g 陈皮 10g 火麻仁 30g

郁李仁 20g 熟大黄 16g 玄参 20g 生地黄 10g

焦槟榔 20g 当归 20g 炒酸枣仁 10g 川牛膝 10g

蚕沙 10g 浮小麦 50g

共 14 剂，水煎服，150ml，早晚分服。

三诊（2022 年 5 月 13 日）：患者胃脘疼痛减轻，胀满时作，呕吐好转，时嗳气，大便较前通畅，纳食尚可，寐差，多梦，焦虑。舌质红苔黄，脉沉细。

方药如下：

生黄芪 20g 生白术 30g 枳壳 30g 白芍 20g

枇杷叶 20g 竹茹 10g 荷叶 20g 旋覆花 20g

代赭石 10g 玫瑰花 10g 陈皮 10g 火麻仁 30g

郁李仁 20g 熟大黄 16g 大腹皮 20g 莱菔子 20g

焦槟榔 20g 当归 20g 炒酸枣仁 30g 川牛膝 10g

厚朴 20g 百合 30g 合欢花 10g 浮小麦 50g

共 14 剂，水煎服，150ml，早晚分服。

三诊后，余症皆消，遂停药。

【按语】王教授认为，本案患者以胃脘痛为主诉就诊，同时伴有干呕、反酸、纳呆、腹胀、大便干燥等多种胃肠道症状，临证时不仅要解决胃脘痛的主要问题，更要兼顾其他消化道的临床表现。《黄帝内经素问·五脏别论篇》："六腑者，传化物而不藏，故实而不能满也。"胃、大肠、小肠之间关系密切，相辅相成，以通为用，故在首诊时，应同时兼顾调节胃与大肠之功能。他指出，大便之通畅是六腑通降的前提，故调治脾胃时，若伴大便不畅，当先治之。故以瓜蒌、薤白、杏仁、丹参为主药，调和气血，豁痰化瘀，主治胃痛；以竹茹、枇杷叶和胃止呕；以神曲、炒麦芽健脾开胃；配生白术、枳壳、火麻仁、郁李仁、焦槟榔、当归、桃仁润肠通便。焦树德《用药心得十讲》中指出："火麻仁偏走大肠血分，郁李仁偏入大肠气分。"加桃仁"性善破血"之力，三者并调大肠气血，生津润燥，行气导滞，颇有增水行舟、扬帆鼓风之意。王教授认为，火麻仁重在增液缓脾，而郁李仁重在通幽散结，与桃仁、杏仁均为植物的成熟种子，富含丰富的油脂，兼能调大肠之气血。二诊时，针对呕吐、大便仍干结难行的症状，以增液汤补益阴液以达到润肠的作用，配枇杷叶、蚕沙、荷叶、竹茹等以和胃化浊，加旋覆代赭汤通降胃气。此外，王教授还根据"胃不和则卧不安"的理论，在辨治脾胃的同时，针对患者睡眠不佳的症状，处方时少佐安神之品，如炒酸枣仁、浮小麦。三诊时，胃脘部疼痛减轻，大便已较前通畅，以胀满为主要表现，故而加行气之品，如大腹皮、莱菔子、厚朴，助脾胃气机升降；仍有寐差、多梦等症，故加百合、合欢花以增强安神解郁之力。

验案 3　杨某，女，81 岁，2021 年 7 月 8 日首诊。

主诉： 胃脘痛半月余。

现病史： 半月前无明显诱因出现胃脘痛，就诊于某医学中心。查上腹部彩超示：脂肪肝、左肾结石、左肾囊肿伴钙化，余未见明显异常。尿常规示：白细胞 3+，红细胞 3+。尿相差镜示：肾性红细胞 90%，白细胞镜检 30 个 /ul，红细胞镜检 190 个 /ul。生化全项示：血肌酐 67μmol/L，尿酸 271μmol/L，总胆固醇示 6.21mmol/L，肝功能正常。既往：慢性胃炎病史，2020 年于天津某医院查胃镜示：慢性胃炎，食管裂孔疝？后未系统诊治。10 年前发现慢性肾盂肾炎，自述已治愈，现为系统治疗，前来就诊。现症见：胃脘胀满疼痛，伴食后吞酸，纳食尚可，大便通畅，小便不畅，尿有余沥。舌质红苔薄白腻，脉细。

中医诊断： 胃痛，尿浊。

证型诊断： 气滞血瘀，脾肾湿热证。

治则治法： 行气活血，清利湿热。

方药如下：

瓜蒌 10g　薤白 10g　杏仁 10g　丹参 10g

浙贝母 10g　煅瓦楞子 15g　乌贼骨 10g　马齿苋 20g

小茴香 10g　秦皮 20g　白头翁 20g　瞿麦 20g

炙黄芪 20g　玫瑰花 10g　紫苏梗 20g　浮小麦 30g

百合 30g　炒麦芽 20g

共 14 剂，水煎服，150ml，早晚分服。

二诊（2021 年 7 月 22 日）：患者诉胃脘胀满、吞酸减轻，小便较前通畅。舌质红苔薄白腻，脉细。

方药如下：

瓜蒌皮 10g　薤白 10g　杏仁 10g　丹参 10g

煅瓦楞子 15g　浙贝母 10g　乌贼骨 20g　炒麦芽 30g

炒谷芽 30g　生黄芪 20g　百合 20g　荆芥 10g

白扁豆 10g　炒薏苡仁 20g　佛手 10g　厚朴 20g

紫苏梗 20g　大枣 5 枚

共 7 剂，水煎服，150ml，早晚分服。

三诊（2021 年 7 月 29 日）：患者胃脘胀痛、吞酸减轻，纳食可，腹胀仍较明显，大便通畅，近日时有胸闷、气短，舌质红苔薄白腻，脉细。

方药如下：

生黄芪 30g　太子参 10g　五味子 10g　麦冬 20g

瓜蒌皮 10g　薤白 10g　杏仁 10g　丹参 20g

炒麦芽 20g　炒谷芽 20g　厚朴 20g　枳壳 20g

大腹皮 20g　炒莱菔子 10g　熟大黄 10g　焦槟榔 20g

共 7 剂，水煎服，150ml，早晚分服。

四诊（2021 年 8 月 5 日）：患者诉胃脘胀满、吞酸、腹胀均减轻，大便不畅而黏滞。舌质红苔薄白腻，脉弦。

方药如下：

瓜蒌皮 10g　薤白 10g　杏仁 10g　丹参 10g

乌贼骨 20g　浙贝母 10g　煅瓦楞子 15g　厚朴 20g

紫苏梗 20g　火麻仁 30g　郁李仁 20g　焦槟榔 20g

当归 20g　枳壳 20g　桃仁 10g　生黄芪 20g

共 14 剂，水煎服，150ml，早晚分服。

四诊后，余症明显好转，遂停药。

【按语】本案患者既往有慢性胃炎病史，未经系统治疗。此次胃痛属旧疾反复，《临证指南医案·胃脘痛》曰："胃痛久而屡发，必有凝痰聚瘀。"辨证为气滞血瘀证，结合患者小便不利及舌脉，兼有湿热证，宜行气活血、清利湿热。方以瓜蒌、薤白、杏仁、丹参合小蓟饮子加减。加玫瑰花、紫苏梗增强行气之功，配以制酸止痛之浙贝母、煅瓦楞子、乌贼骨，以炙黄芪温补脾胃，炒麦芽醒脾开胃。王教授指出，本方加浮小麦、百合两味药，其中浮小麦主治"补心，止烦……利小便"（《现代实用中药》）；百合主治邪气腹胀……利大小便，补中益气，百合又称摩罗，摩罗丹即以百合为君药的中成药，用于治疗慢性萎缩性胃炎，两药兼有补益、通利之功。二诊时，患者下焦症状改善，故"抓主症"以辨治胃脘痛为主，加用炒谷芽、佛手、厚朴等，增强了健脾和胃之用；辅以白扁豆、炒薏苡仁健脾化湿。三诊时，患者胃脘胀满、疼痛及吞酸减轻，腹胀明显，枳壳、大腹皮、炒莱菔子、熟大黄、焦槟榔均为荡涤肠胃之品。四诊时患者胃痛、吞酸、腹胀等症均减轻，继予前方加减。王教授认为，本案患者虽以胃脘痛为主诉，但临证辨治时要兼顾其他胃肠道症状，四诊均以瓜蒌皮、薤白、杏仁、丹参为君，用以辨治久病之胃痛，效果颇佳，再根据其他胃肠道症状进行化裁，充分体现了王教授辨治脾胃病的临证思路，包括芳香化浊、醒脾开胃、行气导滞、荡涤肠腑诸法。王教授指出，脾胃坐镇中州，燥湿相济，升降相因，相辅相成，芳香可升散、行气多为下行，其化浊、导滞、荡涤之法，均为治疗痰、湿、浊等实邪。

验案 4 解某，女，78 岁，2023 年 12 月 25 日首诊。

主诉：胃痛 10 余年，加重 5 年。

现病史：患者 10 余年前无明显诱因出现胃部疼痛，未予系统诊疗，5 年前加重，曾于 2019 年 8 月就诊于天津某医院。查电子胃镜示：慢性胃炎，十二指肠球部糜烂。具体诊疗经过不详。现症见：胃部隐痛，偶有针刺样疼痛，伴反酸烧心，食后腹胀，畏寒喜暖，无恶心呕吐，无嗳气，劳累后胸口及后背疼痛，腰痛，头痛，下肢水肿，乏力，纳呆，寐差，大便干，2~3 日 1 行，夜尿多。舌淡白苔白腻，脉弦滑。既往有冠心病病史 15 年。

中医诊断：胃痛，胸痹。

证型诊断：气滞血瘀证，脾胃气虚证。

治则治法：行气活血，健脾益气。

方药如下：

生黄芪 20g　生白术 30g　太子参 10g　五味子 10g

麦冬 20g　瓜蒌 10g　薤白 10g　法半夏 10g

炙甘草 10g　川芎 10g　玫瑰花 10g　泽兰 20g

乌贼骨 10g　浙贝母 10g　煅瓦楞子 15g　砂仁 10g

焦槟榔 20g　当归 20g

共 14 剂，水煎服，150ml，早晚分服。

服药后，患者诸症减轻，后随访未再复发。

【按语】患者为老年女性，脾失健运，脾胃升降失调，中焦运化失职，气机壅滞，故饭后腹胀；不通则痛，故胃痛、腰痛、头痛；气滞则血瘀，气滞日久可致血瘀胃络，故可见胃部针刺样疼痛；慢性胃痛病程长，病情缠绵，多见虚象，故可见胃部隐痛、乏力；胃失和降，故反酸烧心；气机阻滞胸中，痰浊闭阻，故胸背疼痛；肾为胃之关，日久累及肾，肾失气化，故下肢水肿、夜尿多；胃不和则卧不安，故寐差；脾胃虚则化生津液不足，肠道失润，故大便干。王教授认为本病以中焦亏虚为本、气滞血瘀为标，患者病情缠绵，故标本兼治。以生黄芪、生白术、太子参、五味子、麦冬益气扶正、养阴生津；瓜蒌、薤白、法半夏行气通阳散结、祛痰宽胸；玫瑰花理气和胃；川芎、当归养血活血；乌贼骨、浙贝母、煅瓦楞子收敛制酸；砂仁化湿开胃；泽兰活血利水；生白术、麦冬、当归、焦槟榔润肠通便，行气导滞；炙甘草补脾和胃，调和诸药。全方共奏行气活血、健脾益气之功。

六、预防调护

1. 汇通中西，详辨病因

胃痛是以临床表现命名的中医病名，其可能是脾胃病变，亦可能是他病以"胃痛"为表现，故而临床中要仔细辨别，详查病因，汇通中西，积极询问患者有无呕吐、呕血、便血等症状。同时要考虑有无冠心病病史、饮食不洁史、消化道疾病既往史，还需考虑消化道出血、心绞痛等急症，如是以上情况，应及时对症治疗。

2. 重视食补，补之以甘

《养老奉亲书》有云："若有疾患，且先详食医之法，审其疾状，或食疗之。食疗未愈，然后命药，贵不伤其脏腑也。"充分指出了老年人若有疾患，治疗应着眼于既能祛病，又不伤脏腑，针对急危重病，药治与食治都很重要，书中如法制猪肚方、益气牛乳方、枸杞煎方等均为益气之品。《本草拾遗》中曾云："米油滋阴，功胜熟地。"从中可看到中医学对食补的认识及其重要性，且作为食补的食物大部分都兼具甘味，脾胃病变，不仅需要药物调补，平素饮食调护更为重要，如辛辣刺激、黏硬生冷之品均不宜久食，更应"宜其温热熟软"（《养老奉亲书》）。

整理者：王钰涵、张婉钰

心悸

心悸是自觉心中悸动不宁，心慌不安，不能自已的一种病症，可持续或间断规律或不规律发作，常伴有胸闷气短、失眠健忘等症。现代医学中各种原因引起的心律失常、心室肥大、发热、甲状腺功能亢进症、贫血、低血糖、心衰、情绪激动、焦虑、自主神经功能紊乱等均可导致心悸。

一、病因病机

1. 本虚以心脾肾虚损为主

王教授认为，心悸发病脏腑与心、脾、肾虚损关系密切。心者为心悸发病之本脏，脾肾二脏则通过影响气血生化运行间接影响心而发心悸。

心之虚损以气阴两虚和阳虚为主。心悸者多有自汗表现，或因心气不足，气失固摄，汗液外出，气阴损耗。或因长期汗出，汗为心之液，多汗者，一则气随汗出，二则汗本身为阴津所化，日久则伤津耗气，发为气阴两虚之心悸，故临床上常常将心气虚与心阴虚合而治之。心为阳中之阳，少阴君火所在，其功能的正常运行依赖于心之阳气的充足，若心阳虚损，阳气疲惫，不能温煦心神，则心神恐惧不安，亦可发为心悸。

《黄帝内经素问·灵兰秘典论》："心者，君主之官，神明出焉。"心为藏神之所，心神不安则可发悸动，而心神依赖于心血的濡养，心血虚则心神不安。心的跳动有力则依赖心气的推动，气虚则跳动乏力，进而动悸。《灵枢经·决气》："中焦受气取汁，变化而赤，是谓血。"脾为后天之本、气血生化之源，气血亏虚常由脾虚所致，中焦脾土化源不足，血虚则心神失养，气虚则心动乏力，发为心悸。

心与肾君相安位，关系密切，心为阳中之阳，肾则为阴中之阴，孤阴不生，孤阳不长，故心火须常降以温肾水，肾水须常升以济心火，以成水火既济，则火不燥而水不寒。若肾水亏虚无以济心，则心火独旺，热而扰神，故可发悸动。且肾中元阳作为人一身阳气之根，肾阳虚衰亦可影响心阳，心阳不振则阴寒内停，扰神动悸。

2. 标实以痰湿、水饮为重

心为阳中之阳，其功能主要通过阳气的温煦推动而实现，其尤畏阴邪，而痰饮在体内易上犯阻窍，故以痰饮邪气最易扰心。《医学衷中参西录·论心病治则治法》："有其惊悸恒发于夜间，每当交睫于甫睡之时，其心中即惊悸而醒，此多因心下停有痰饮。心脏属火，痰饮属水，火畏水迫，故作惊悸也。"王教授通过临床观察，亦认为痰饮为心悸常见的诱发之邪，且常将痰湿与水饮分而论之：痰湿属黏腻稠浊之物，而水饮为流动清稀之邪。痰湿多由脾胃内生，或停于心肺阻碍气机，或寄于胆腑，内蕴生热扰神而引发心悸；水饮则多由水饮伤中，或外感邪气，或阳虚水停，导致饮停心下，水气凌心而引发心悸。

二、辨证论治

王教授对心悸的辨治，首辨虚实，明确脏腑虚损，分清致病邪气，并权衡轻重。因虚致实者，可标本同治，如脾虚兼有痰浊阻滞，则以健脾立法，兼化痰浊。若本虚与标实不能兼顾，则应急则治标，缓则治本。次分寒热，无论是虚损还是实邪，都有寒热偏性，治宜寒热、虚实相结合。若病机复杂，存在虚实夹杂、寒热错杂证候，如脾胃虚寒者，却兼有痰热；或气阴两虚者，突发寒饮停心。须在扶正的基础上，缓去实邪，待邪去则主以补虚，如此可避免虚虚实实。

1.心本脏虚分阴阳

对于以心本脏虚损为主的心悸，王教授常把它分为气阴两虚和心阳不振。气阴两虚者常表现为心悸、自汗乏力、口渴心烦、失眠、舌淡苔少或薄黄、脉细数，轻者以生脉散为主方，重者以炙甘草汤为主方。气虚重者加黄芪、太子参；自汗者加浮小麦、麻黄根、稻根须、牡蛎；不寐者加百合、酸枣仁、浮小麦、合欢花；兼有痰者，加瓜蒌、竹茹、枇杷叶、浙贝母、半夏、陈皮、茯苓等。心阳不振者常表现为心悸心慌、畏寒、易惊恐、舌淡苔白、脉沉紧，以桂枝甘草汤为主方。心阳虚重，心悸急性发作，或伴有严重惊恐者，可用桂枝加桂汤，重用桂枝以平冲降逆，温镇心阳；悸动严重者可加生龙骨、生牡蛎；心阳虚兼自汗者，以桂枝汤为主方，自汗严重者合用玉屏风散；兼肾阳虚者加鹿角霜、肉桂；心阳虚兼水饮停心、面目浮肿、舌苔水滑、眩晕呕吐者，以苓桂术甘汤为主方；心阳虚时兼痰热者，以温胆汤为主方，既能清化热痰，而又无加重阳虚之虞。

2. 气血不足主治脾

气血不足的心悸常表现为心悸、乏力、失眠、纳少、自汗、面色苍白、舌淡苔白、有齿痕、脉细弱。王教授认为，气血亏虚当寻治其源，不可直接大量补益气血，当以健脾立法，以健脾来实现气血生化，主方玉屏风散合用归脾汤。气虚重者，可加大黄芪的量，黄芪常量为30g，单次加量10~15g，注意患者症状变化，最多可至120g；血虚重者，加龙眼肉、酸枣仁、川芎、熟地黄。若虚损严重，不可一味地加用补益之品，当配以疏肝理气之品，如陈皮、木香、香附、茯苓，另可延长治疗病程，缓步补虚，不可急于一时之功而以致壅滞。

3. 肾虚阴阳互根补

对于以肾虚为主的心悸，王教授认为，补肾时应遵张介宾"阴中求阳，阳中求阴"之法，选用阴阳并补的药物。补肾阴常用熟地黄、菟丝子、山药、山茱萸、桑葚、黑芝麻等，补肾阳常用补骨脂、巴戟天、仙茅、淫羊藿、鹿角霜、续断、肉桂等，且选用平和之品，使补阴不滋腻，温阳不伤阴。同时不能单纯地以补肾为主，补肾时应先后天同补，常在肾虚时用白术、黄芪、芡实、白扁豆、茯苓等健脾之品。在肾虚心悸的治疗中，应注意心肾不交，此类患者常表现为上热下虚、腰膝酸软、夜尿频多，同时口干口苦、心烦不寐、急躁易怒、心中悸动不安，对于此类患者，王教授在补肾的同时合以交通心肾之品，如交泰丸、远志、茯神等。

4. 痰饮致病温药和

对于致病邪气，王教授分别从痰湿治和从水饮治。治痰湿轻者以二陈汤加石菖蒲、远志，痰湿重者以温胆汤为主方。若痰浊日久蕴热，表现为口苦、多梦、苔黄腻等症，可用黄连温胆汤。治水饮以苓桂术甘汤为主方。治痰饮时，谨遵张仲景"病痰饮者，当以温药和之"之法，无热象则温化之，痰饮化热则温清并用，不可只以苦寒治之，且在化痰饮时注重气机的疏利，可合用小柴胡汤疏利三焦，使气机通畅，则痰饮更易除去。

临床上，虚损可单纯发病，而邪气致悸者，多与虚损并存。痰湿多与脾胃虚弱兼并，此时在上述化痰方中加白术、党参、生黄芪等加强健脾之力，但注意不可过补而壅滞痰浊。饮邪多与心肾阳虚兼见，若心阳虚衰，水饮内停于心下，以苓桂术甘汤加倍桂枝，亦可酌加干姜、泽泻以助温阳化饮；若肾阳虚衰，可用苓桂术甘汤合真武汤以温煦心肾阳气，助阳化饮。

三、临证心得

1. 先分虚实，补泻兼顾

王教授认为，治疗心悸应首辨虚实，分清是何种虚损，是否合并痰湿水饮，尤其是单纯虚损发病之人，在外感后由于正气的损耗，容易使心悸复发或加重，此时应以祛除外邪为前提，而后才可着手调补虚损。而虚损也常相兼出现，如心气阴两虚与脾虚常常同时出现，心阳虚与肾阳虚同时出现，甚者上为阴虚内热，下有阳虚寒凝。若不同脏腑虚损寒热性质一致，统而治之；若寒热属性相反，此时应当酌重者主治之，酌轻者兼顾之，且药力不可过大，要循序渐进；若虚损的同时合并痰湿水饮等实邪，则依据虚实缓急，以明确补泻主次，而后步步为营，以稳建功，切不可急于求成，不顾病机矛盾而犯虚虚实实之戒，延误病情。

2.蕴养心神，阴阳交合

心悸以心中悸动不安为主要症状，其核心病机为心神不安，神摇则悸动，故临证最终的落脚点为心神安宁。心神不安根据虚实可分为心神不养和心神被扰，在临证调补气血的同时，还应注意濡养心神。如在气血亏虚较轻时可用柏子仁、酸枣仁等代替诸多补养药。在补益心气的同时可以安养心神，而在气血亏虚严重时可先着重补养心脾气血，待气血充和，则可着手换大补气血之品为濡养之品，以期巩固。若心悸严重者，可用龙骨、牡蛎、磁石等镇心安神。针对痰饮邪气扰动，可遵循同一治疗原则，在选用远志、茯神、合欢皮等化痰逐饮的同时可加益养心神之品。临床上还有一种少见情况，为惊恐致心悸者，此证轻者神情恍惚、心神不定、心中悸动，重者神情呆滞、不理人言，或神情惶恐，如见鬼神。此证治法以镇心养气、缓虚敛神为主，王教授常用生铁落饮或朱砂安神丸治疗此类病征。

总之，心悸之治法最终须使心神安宁，若气血充和后心神仍不自安，则可选用安神药濡之、养之、镇之，最终使气血充盛，阴阳交合，寒热平调，神安悸定。

3.用药温和，不急一时

心悸多突然发病，病人常感心中慌乱，不知所措，但此时临证用药不能急于一时成效而大剂予之，王教授对此病的用药本着用药平和、缓中补虚的原则，从病机之根本仔细调理，以健脾温中为基础，从脾肾缓缓补养气血，以此为充实气血之根，使之难以动摇，则心悸不易复发。若用大剂峻补气血之品，虽见效较快，但如搭建空中楼阁，仅一时之功也。

4.注重情志，心身同调

心藏神，心之气血可以养神，同样调神亦可以养心。心悸患者多有情绪失调表现，或悲伤，或急躁易怒，或惊恐，或思虑，此类情绪既可由心悸导致，亦为心悸加重或复发的常见原因。王教授认为，药物只能帮助患者建立身体上的协调，患者情志上的不稳定却难以治愈，须自身调养，控制情绪，从而稳定心神，如此则能达到不借助药物而治愈心悸的目的。反之，患者不注重情绪的调节，则疾病不仅容易复发，且治疗困难，难以痊愈。

四、选方用药特色

1.炙甘草汤

本方出自《伤寒论》，药物组成为炙甘草、生姜、桂枝、人参、生地黄、阿胶、麦冬、火麻仁、大枣。主治心动悸、脉结代之症。生地黄滋阴养血，炙甘草益气养心，麦冬滋养心阴，桂枝温通心阳，人参补中益气，阿胶滋阴养血，火麻仁滋阴润燥，大枣益气养血，生姜合桂枝以温通阳气，配大枣以益脾胃、滋化源、调阴阳、和气血。王教授常运用本方治疗心慌心悸、胸闷憋气等心气虚证，方中合玉屏风散加强益气建中之效，合生脉散加强养阴之力，合小柴胡汤加强疏肝解郁之功，随证加减，效如桴鼓。

2. 苓桂术甘汤

本方出自《伤寒论》，药物组成为茯苓、桂枝、白术、炙甘草。主治中阳不足之痰饮证。茯苓利水渗湿，白术健脾利湿，桂枝温阳化气，炙甘草合桂枝辛甘化阳，加强温补中焦之力，配伍白术加强益气健脾之效，同时调和诸药。王教授常用此方治疗水饮上犯之心悸、胸痹、眩晕等症，多有效验。

五、验案举隅

验案 1 徐某，女，40 岁，2023 年 4 月 12 日首诊。

主诉：心悸 1 周。

现病史：1 周前患者无明显诱因出现心慌气短间作，活动时加重，休息后可缓解。现症见：神清，精神弱，周身乏力，心慌气短，纳一般，寐差，入睡困难，大便干，日 1 次，小便量可，有少量泡沫。舌淡红苔白，脉弦细。

既往史：微小病变性肾病病史 10 年，规律服汤药治疗，

24h 尿蛋白定量波动于 0.1~0.3g/24h；甲状腺功能减退症病史 10 年，规律服用优甲乐，1 片，Qd。

月经史：经期先后不定，量少色红，无血块及痛经。

中医诊断：心悸，慢肾风。

证型诊断：心肾两虚，气阴亏虚证。

治则治法：益气养阴，调补心肾。

方药如下：

炙甘草 20g　太子参 10g　当归 10g　麦冬 20g

熟地黄 10g　大枣 5 枚　火麻仁 30g　炒杏仁 10g

海螵蛸 20g　五味子 10g　五倍子 12g　茜草 10g

生黄芪 20g　炒白术 20g　莲须 10g　白扁豆 10g

共 14 剂，水煎服，150ml，早晚分服。

二诊（2023 年 5 月 10 日）：心慌气短、乏力、大便干症状较前有缓解，月经量仍少，患者自诉近期作息欠规律、劳累，食辛辣后出现血压偏高、头晕、腰痛、痤疮症状。舌红苔白，脉弦细数。

炙甘草 20g　太子参 10g　麦冬 20g　熟地黄 10g

槐花 20g　枳壳 20g　火麻仁 30g　地榆 20g

五味子 10g　五倍子 12g　防风 10g　莲须 10g

玄参 10g　牡丹皮 10g　赤芍 10g　浮小麦 30g

杜仲 10g　续断 10g

共 14 剂，水煎服，150ml，早晚分服。

三诊（2023 年 6 月 14 日）：患者心慌气短减轻，头晕、腰痛、痤疮明显好转，月经量仍少，腹胀，近期感冒后遗留咳嗽症状。舌淡红苔白，脉弦细。

炙甘草20g　太子参10g　当归10g　麦冬20g

五味子10g　浮小麦30g　鸡血藤30g　白扁豆10g

生黄芪30g　炒白术20g　厚朴20g　大腹皮20g

紫苏梗10g　蜜枇杷叶20g　佩兰20g　芦根20g

共14剂，水煎服，150ml，早晚分服。

四诊（2023年7月5日）：患者心慌气短、咳嗽、腹胀均减轻，头晕复发。舌淡红苔白，脉弦细。

炙甘草20g　太子参10g　当归10g　麦冬20g

五味子10g　浮小麦30g　鸡血藤30g　白扁豆10g

生黄芪30g　炒白术20g　厚朴20g　蜜枇杷叶10g

佩兰20g　芦根20g　槐花30g　枳壳10g

共14剂，水煎服，150ml，早晚分服。

四诊后，患者心悸症状已不明显，王教授针对患者病情，转以治疗慢性肾脏病为主。

【**按语**】患者既往有微小病变性肾病10年，肾为先天之本，肾中元阴元阳为五脏阴阳之根，肾病日久，气血阴阳化生俱不足。命门火衰，出现周身乏力、精神不振；心之气阴不足，心脉失养，心神不安，出现心悸、不寐；肝肾乙癸同源，肾病日久，肾阴不足，肝血亏虚，患者出现月经不调、量少；腰为肾之府，肝肾不足，出现腰痛；阴不敛阳，肝阳上亢则发为头晕。王教授认为，患者虽以心悸为主诉，但肾病日久，心肾俱病，当心肾并调，以《金匮要略》炙甘草汤为基础方加减治疗，去滋腻之阿胶，加之久病心之气阴俱不足，易人参为太子参。肾虚不固，以五味子、五倍子、海螵蛸收敛固涩精微；生黄芪、炒白术益气扶正；莲须、白扁豆益气健脾补肾。大便干结，加火麻仁、炒杏仁润肠通便。全方心肾同调，以心为主，气阴双补，补涩兼施。二诊患者出现头晕，加槐花、枳壳清肝平肝；痤疮加玄参、牡丹皮、赤芍、地榆清热凉血祛疹；腰痛加杜仲、续断补肾强腰膝。三诊患者外感后咳嗽加紫苏梗、蜜枇杷叶、佩兰、芦根润肺化痰，理气止咳；腹胀加厚朴、大腹皮行气宽中；月经不调、量少加鸡血藤、当归活血补血调经。四诊头晕复发，复以槐花、枳壳清肝平肝。患者心悸症状明显好转，后以治疗肾病为主。

验案 2 郭某，女，30 岁，2023 年 2 月 1 日首诊。

主诉：心悸两月。

现病史：两月前患者病毒感染后出现心慌间作，活动时加重，休息后可缓解，未系统就诊。现症见：神清，精神可，平素急躁易怒，心慌气短，心烦口干，自汗，纳可，寐差，二便尚调。舌淡苔白，脉细数。

月经史：月经量少色暗红，有少量血块及痛经。

中医诊断：心悸。

证型诊断：气阴两虚，肝郁血瘀证。

治则治法：益气养阴，疏肝活血。

方药如下：

沙参 20g　麦冬 20g　太子参 10g　炙甘草 10g

柴胡 10g　黄芩 10g　法半夏 10g　炒酸枣仁 10g

炒薏苡仁 20g　百合 10g　知母 10g　合欢花 10g

鸡血藤 30g　女贞子 20g　墨旱莲 20g

共 14 剂，水煎服，150ml，早晚分服。

二诊（2023 年 2 月 15 日）：患者心慌、寐差均有缓解，自汗改善不明显。舌淡苔白，脉细数。

沙参 10g　麦冬 10g　太子参 10g　炙甘草 10g

柴胡 10g　黄芩 10g　法半夏 10g　炒酸枣仁 10g

百合 10g　知母 10g　合欢花 10g　鸡血藤 30g

浮小麦 30g　生黄芪 20g　炒白术 10g　防风 10g

共 14 剂，水煎服，150ml，早晚分服。

三诊（2023 年 3 月 1 日）：患者心慌、寐差、自汗均明显减轻，月经量稍增多，仍有少量血块及痛经。舌淡苔白，脉细数。

炙甘草 10g　太子参 10g　柴胡 10g　黄芩 10g

法半夏 10g　炒酸枣仁 10g　丹参 10g　牡丹皮 10g

百合 10g　知母 10g　合欢花 10g　鸡血藤 30g

浮小麦 30g　生黄芪 20g　炒白术 10g　防风 10g

共 14 剂，水煎服，150ml，早晚分服。

三诊后，患者心悸及不寐症状明显好转，遂停药，后随访未再复发。

【**按语**】患者病毒感染后正气严重虚损，气血阴阳俱不足，心气不足，心血亏虚，心脉血行乏力，心神失养，发为心悸、不寐；卫气亏虚，腠理不固，发为自汗；汗为心之液，汗出耗气伤阴，心之气阴俱虚，阴虚内热，均可加重心悸、不寐的发生。此外患者为青年女性，平素急躁易怒，肝郁不舒，肝血不畅，月经不调，出现月经量少、血块及痛经。王教授认为本例患者病机复杂，气阴两虚、阴虚内热、肝郁血瘀并存，属虚实夹杂之证，治宜益气养阴与疏肝活血同用，组方以沙参、麦冬、炙甘草、太子参气阴双补；柴胡、黄芩、法半夏、鸡血藤疏肝解郁、活血理气；炒酸枣仁养肝，宁心安神；百合、知母、合欢花，取《金匮要略》中治疗百合病的百合知母汤之意，以清心安神；女贞子、墨旱莲补益肝肾，滋阴养血；炒薏苡仁健脾以助生化之源。全方益气养阴治心，理气活血疏肝，心肝脾肾同治。二诊加玉屏风散益气扶正固表，加浮小麦清心经之虚热、益气养心敛汗。三诊加丹参、牡丹皮增活血祛瘀通经之力，收效明显。

验案 3 张某，男，23 岁，2021 年 9 月 13 日首诊。

主诉：心慌 1 周。

现病史：患者 1 周前因熬夜，劳累过度，于夜间突发心慌，就诊于天津某医院急诊，血压 153/97mmHg。查心电图示：心率 123 次 / 分，窦性心动过速，考虑为"阵发性室上速"，嘱休息后心律降至 95 次 / 分，血压平稳，心慌未缓解。现症见：神清，精神可，心慌，自觉心跳连带小腹跳动，气短，心前区及左胁肋隐痛、憋闷，手足心时出冷汗，伴畏寒，晨起痰多，腹胀，心中恐惧，畏人言语，纳可，寐欠安，大便干。舌淡紫苔白腻，边有齿痕，脉沉弦。血压 140/95mmHg。

既往史：否认其他慢性病病史。

中医诊断：心悸。

证型诊断：心阳不振，水饮凌心证。

治则治法：温阳化饮，宁心定悸。

方药如下：

桂枝 10g　茯苓 20g　炒白术 20g　炙甘草 30g

肉桂 10g　杏仁 10g　清半夏 10g　生黄芪 15g

酸枣仁 6g　夜交藤 15g　石决明 30g　火麻仁 10g

厚朴 10g

共 14 剂，水煎服，150ml，早晚分服。

二诊（2021 年 9 月 27 日）：患者心慌，恐惧感缓解，现左胁肋疼痛，怕冷，腹胀，纳可，寐欠安，小便调，大便干。舌淡苔白腻，齿痕减少，脉沉。血压 132/90mmHg。

患者心阳稍强，水饮仍未去，阻滞气机。

方药如下：

桂枝 10g　茯苓 20g　生白术 20g　瓜蒌 10g

薤白 10g　枳实 10g　柴胡 10g　肉桂 10g

鹿角霜 10g　杏仁 10g　炙甘草 30g　生黄芪 30g

煅龙骨 20g　煅牡蛎 20g　夜交藤 30g　石决明 30g

共 14 剂，水煎服，150ml，早晚分服。

三诊（2021 年 10 月 11 日）：患者诉仍有心慌，但已缓解大半，心前区已不痛，气短，乏力，自汗，腰酸，怕冷，稍有恐惧感，纳可，寐安，二便调。舌淡苔薄白，脉沉。

方药如下：

生黄芪 30g　炒白术 20g　桂枝 10g　白芍 10g

肉桂 10g　炙甘草 30g　鹿角霜 20g　党参 10g

香附 10g　煅龙骨 30g　煅牡蛎 30g　浮小麦 30g

续断 15g　稻根须 30g　麦冬 10g　补骨脂 10g

共 14 剂，水煎服，150ml，早晚分服。

四诊（2021 年 10 月 25 日）：患者心悸、自汗基本痊愈，偶有畏寒，腰酸腿软，嘱规律作息，加强锻炼，服中成药金匮肾气丸以调补。

【按语】患者平素为阳虚体质，作息不规律，则饮邪内生，伏而未发。近期劳累，损耗阳气，导致心阳不振，冲气上逆，水饮上泛冲心而发悸动。针对此患者阳虚合并痰饮发病，虽然虚实夹杂，但其根本原因都属阳虚，故法以温阳降冲化饮，选方用苓桂术甘汤为底方，又仿桂枝加桂汤之意，加用肉桂，取其能温振阳气、平冲降逆；另有茯苓配桂枝共同温化水饮。炒白术健脾利水，与桂枝可温中焦阳气以治腹胀，与茯苓可健脾利水以消水饮，此三味药搭配为仲景专为阳虚水泛所设。"肺为水之上源"，而患者水饮又犯上焦，故用杏仁配合茯苓调畅肺气以利水。首诊重在温阳化饮、平冲降逆，意在急则治其标。二诊时饮邪渐去，遂加温补肾阳、镇冲敛神之品以治疗虚阳上冲。三诊时患者水饮邪气已去，胸阳开通，但仍阳气不足，法以温补脾肾，以滋阳气，以玉屏风散合桂枝汤合生脉饮为底方，加补骨脂、续断、鹿角霜温补肾阳，并补脾肾。

患者处于熬夜劳累后心悸的急性期，同时兼有心阳虚、肾阳虚，水饮上犯，又有腹胀、便秘等中焦症状，首诊时以抓主证为主，急则治其标，重点在温化扰动心阳之水饮，其他兼症可暂不过多干预。待水饮去后，再着手调补失衡之气血阴阳，温补心脾肾三脏，安稳心神，最后患者症状稳定，以丸药调理。如此先后处理标本虚实，切合病机，故能收效。

验案 4 薛某，男，58 岁，2023 年 5 月 9 日首诊。

主诉：心悸间作 3 周。

现病史：3 周前患者情绪激动时出现心慌、头晕症状，偶有胸闷。近 3 周心慌、头晕间作，活动及情绪激动时加重，休息后减轻，未系统诊治。现症见：神清，精神可，心慌，胸闷，头晕，情绪易激惹，纳可，寐差，二便尚调。舌暗红苔腻，脉弦。血压 170/102mmHg。查心电图示：未见明显异常，正常 ECG。建议患者择期行冠脉 CT 检查。

既往史：高血压病史 10 余年，未规律服用降压药及监测血压。

证型诊断：痰气互结，痹阻心脉证。

治则治法：疏肝解郁，豁痰理气。

方药如下：

天麻 10g　　钩藤 20g　　石决明 10g　　菊花 10g

川芎 10g　瓜蒌 10g　薤白 10g　杏仁 10g

丹参 10g　陈皮 10g　玫瑰花 10g　佛手 10g

槐花 20g　枳壳 20g

共 14 剂，水煎服，150ml，早晚分服。

二诊（2023 年 5 月 23 日）：患者血压控制尚可，心慌、胸闷、头晕发作频率均有减少，寐仍差。舌暗红苔薄腻，脉弦。

瓜蒌 10g　薤白 10g　杏仁 10g　川芎 10g

丹参 10g　陈皮 10g　木香 10　砂仁 10g

玫瑰花 10g　佛手 10g　槐花 20g　炒枳壳 20g

白扁豆 10g

共 14 剂，水煎服，150ml，早晚分服。

三诊（2023 年 6 月 6 日）：患者近期血压控制可，情绪控制良好，头晕未作，心悸、胸闷偶发。舌暗红苔白，脉弦。

瓜蒌 10g　薤白 10g　杏仁 10g　川芎 10g

丹参 10g　木香 10g　砂仁 10g　玫瑰花 10g

佛手 10g　槐花 20g　炒枳壳 20g　知母 10g

合欢花 10g　浮小麦 30g　百合 20g

共 14 剂，水煎服，150ml，早晚分服。

四诊（2023 年 6 月 20 日）：患者近期心悸、头晕未发，睡眠有改善，舌暗红苔白，脉弦。后延续原方思路，加减服药 1 个月，诸症消除，停药。

【**按语**】患者为老年男性，肝肾阴虚，肝体阴而用阳，肝阴不足，肝体失用，加之患者心情不舒、肝郁气滞、肝失疏泄，三焦气机俱不畅，且患者舌象提示素体痰湿内蕴，上焦痰气互结、闭阻心脉，出现心悸、胸闷症状；肝肾阴亏，肝阳上亢，表现为头晕，血压控制不佳。王教授认为此病虽以心悸、胸闷、头晕等心脑疾病症状为主要表现，然病因归结于肝，肝阴不足、肝郁气滞，加之素体痰湿、痰气互结、痹阻心脉、肝阳上亢、血随气上、上冲犯脑，故表现为心脑部位的症状，属虚实夹杂之证，且以标实证较为突出，急则治标，以天麻钩藤饮加减平肝潜阳，瓜蒌薤白剂豁痰理气以通心脉，辅以理气活血药物以疏肝解郁、活血通络。二诊患者诸症均有缓解、血压控制可，头晕未作，去平肝潜阳之天麻钩藤饮。三诊患者心悸明显缓解，睡眠仍不佳，考虑豁痰理气后心阴亏耗，心气不舒，加入百合、知母、合欢花，效《金匮要略》百合知母汤，滋阴行气，清心安神。四诊患者睡眠有所改善，后延续此法继续调理数周，症状消退。

验案 5 王某，女，47 岁，2023 年 8 月 10 日首诊。

主诉：心慌 6 月余，加重 1 周。

现病史：6 个月前患者出现不明原因自觉心慌，偶有胸痛，就诊于某社区医院，查心电图未见明显异常，未予重视。1 周前感冒愈后心慌加重，遂来就诊。现症见：患者神情，精神欠佳，心悸不宁，偶有心前区疼痛，气短自汗，夜间加重，月经量少，有血块，神疲乏力，纳呆食少，寐欠安，二便调。舌淡苔白，边有齿痕，脉沉弦。

既往史：否认其他慢性病病史。

中医诊断：心悸。

证型诊断：心脾两虚证。

治则治法：益气养血，健脾宁心。

方药如下：

生黄芪 30g　炒白术 15g　党参 10g　当归 10g

龙眼肉 10g　川芎 10g　木香 10g　酸枣仁 10g

牡丹皮 10g　百合 10g　远志 10g　炙甘草 10g

共 14 剂，水煎服，150ml，早晚分服。

二诊（2023 年 8 月 24 日）：患者精神状态好转，心前区疼痛未发，心悸好转，仍有纳呆，寐欠安。舌淡苔白，边有齿痕。患者气血稍充，但中焦气滞仍在。加强理气和胃。

方药如下：

柴胡 10g　黄芩 10g　法半夏 10g　炙甘草 10g

木香 10g　焦山楂 15g　炒麦芽 20g　炒谷芽 20g

党参 10g　生黄芪 30g　当归 10g　酸枣仁 10g

川芎 10g　牡丹皮 10g　百合 10g　知母 10g

共 14 剂，水煎服，150ml，早晚分服。

三诊（2023 年 9 月 7 日）：患者食欲好转，夜寐稍安，但心悸气短仍有反复，1 周前经水适来，仍量少，无血块。舌淡苔白，边有齿痕，脉弦。患者气血瘀滞已通，予加强益气养血。

方药如下：

柴胡 10g　黄芩 10g　法半夏 10g　炙甘草 10g

生黄芪 60g　党参 10g　当归 15g　龙眼肉 10g

酸枣仁 10g　木香 10g　炒麦芽 20g　炒谷芽 20g

合欢花 10g　百合 10g　茯苓 10g　炒白术 10g

共 14 剂，水煎服，150ml，早晚分服。

四诊（2023 年 9 月 28 日）：患者精神好，心慌已不明显，纳可，夜能入寐，唯梦多易醒，余无不适。舌淡苔白，脉弦。患者情况稳定，嘱患者注意休息，调节情志，保持心情舒畅，清淡饮食，予归脾丸合逍遥丸善后。

【按语】患者为中年女性，平素气血亏虚，又喜思虑，以致肝胃气机阻滞，虚实夹杂，情志扰神，而致气血无以养心神，从而偶有心悸，且女子以肝为先天，肝主藏血，患者心脾两虚，不能化生充足的阴血以藏于肝，导致月经量少、不寐。王教授认为，气血虚损日久，必留瘀滞，旧血不去，新血不生，故而形成恶性循环。患者 1 周前外感，由于正邪交争耗伤气血，故加重了不适症状。所以患者病机为心脾两虚，肝胃不合，血虚血瘀，导致神魂不安，神不安则悸动，魂不安则不寐。首诊患者精神不佳，气短自汗等症明显，故予归脾汤为主方健脾宁心、益气养血。王教授常常加用理气活血之品补益气血，又考虑患者有血瘀表现，故加川芎、牡丹皮以活血行气，且活血法贯穿本病治疗始终。二诊患者气血稍复，但肝胃气滞表现较为严重，故以小柴胡汤为底方。王教授喜以柴胡、黄芩、法半夏、甘草为简化小柴胡汤，体现疏利少阳的基本，在此基础上加木香、焦山楂、炒麦芽、炒谷芽等调理脾胃气机，最后予益气养血安神活血之品治本。但二诊的重点在治疗气机不合之标症，恢复中焦气机，旺其气血生化之源，看似治标，实则为治本之前提。三诊时患者中焦气机已复，且月经中血块已消，提示血瘀得到改善，故可放手补益气血，以归脾汤重用生黄芪合用小柴胡汤，心肝脾同治，最终得以改善患者症状。

验案 6 李某，女，64 岁，2023 年 12 月 18 日首诊。

主诉：慢性肾炎 1 年，心悸 10 余日。

现病史：慢性肾小球肾炎 1 年，10 余日前因劳累后心悸发作，后续发作无规律，发作时气从胸中上冲咽喉而呃逆，气出后缓解，平素情绪易怒。现症见：神清，精神可，心慌，四肢酸痛，时有自汗，动则尤甚，乏力，无头晕恶心，无胸闷憋气，纳食可，二便调，寐安。舌淡苔白，脉弱。

尿常规示：尿潜血 +。

中医诊断：心悸。

证型诊断：心气虚证。

治则治法：补心定惊。

方药如下：

炙甘草 30g　太子参 10g　当归 10g　麦冬 20g

葛根 20g　姜黄 10g　羌活 10g　黑豆衣 30g

豨莶草 20　细辛 3g　浮小麦 30g　生龙骨 20g

麻黄根 6g　生黄芪 20g

共 14 剂，水煎服，150ml，早晚分服。

14 剂后，患者诉心悸症状明显减轻，嘱患者谨防过度劳累，以防复发，后继予中药调理肾炎。

【按语】心悸，一般认为病位在心，但心悸通常表现为自觉心慌，或是胸中，或是心下，这都可被患者认作心悸，并且心脏跳动的是否顺利与否也受胃与肺的影响，胃中有水饮，则发生心下悸。肺气不利则使胸中气机不畅，肺朝百脉功能难以实现而影响心主血脉的发挥。因而对于心悸的治疗，不能局限于心，也应当顾护其他相关的脏腑。对于本例患者，王教授认为其发病时间不长，并不是间断发作，而是劳累发作，同时与奔豚气表现相近，本在心气不足，标在胸中气机失司而走窜上逆。所以治疗上以生脉饮以补养心之气阴，配合麻黄根、浮小麦等敛心降逆，使上逆之气归于下；豨莶草、细辛相合，起到助阳通络之效，给气以其他路径，使其不再蓄积上逆；生龙骨为王教授治疗尿血之经验用药，同时收敛心气；葛根、姜黄、羌活通络止痛；黑豆衣收敛止汗。此方标本兼顾，升降相合，为此类虚而致实的气虚创造了一种新的治疗思路。

验案 7 宋某，女，65 岁，2023 年 12 月 18 日首诊。

主诉：发现蛋白尿两年，心悸半个月。

现病史：两年前体检发现蛋白尿，后规律口服中药治疗，病情稳定。半个月前因牙痛焦虑而出现心悸，此后反复发作，同时伴随气短。现症见：神清，精神可，心悸气短，无头晕恶心，无胸闷憋气，寐差，入睡难，二便可。舌胖大苔干黄，轻取脉浮，重按脉弱无力。

中医诊断：心悸。

证型诊断：心气虚证。

治则治法：疏肝益气，养心安神。

尿常规：尿潜血 ++，尿红细胞计数 115.6 个 /ul，尿红细胞（高倍镜下）20.81 个 /HP。

方药如下：

柴胡 10g　黄芩 10g　法半夏 10g　炙甘草 10g

浮小麦 30g　百合 30g　知母 10g　合欢花 10g

柏子仁 10g　丹参 10g　白扁豆 10g　生黄芪 30g

玫瑰花 10g

共 14 剂，水煎服，150ml，早晚分服。

14 剂后，患者心悸、不寐症状好转，再守方 14 剂，嘱患者注意休息，保持乐观心情，切勿生气、焦虑，以防病情反复。

【按语】心主神明，情志的波动变化能够影响到心，即怒喜思悲恐均可以影响心神。该患者便是因牙痛而感到焦虑，焦虑更像是个复合情绪，不仅有思虑，也有一定程度上的恐惧，并且较长时间处在这种情绪下，难免心神会受到影响，进而发生心悸。王教授认为患者的心神失养表现已经不只是心悸，且影响到了睡眠，即阳不内敛，故不能寐，所以在治疗上应当加大力度。以小柴胡汤为底方，梳理三焦气机，搭配浮小麦、合欢花、柏子仁收敛养心安神；百合、知母清热益阴，以玫瑰花疏肝解郁，避免气结，减轻焦虑。诸药并举，兼顾到患者病机的各个层面。

六、预防调护

1. 心悸多因情绪刺激、劳累而发，日常应注意情志的调节，避免过于喜怒，注意充分休息，体育运动应适量，避免过度劳累。

2. 酒、烟、浓茶、咖啡、饮食偏嗜等容易引发心悸，故应饮食有节，宜进食容易消化吸收的食物，宜低脂、低盐饮食，忌烟酒、浓茶等。

3. 对于器质性心脏病患者或其他基础病引发心悸的患者，应积极治疗原发病，控制病情平稳，以预防心悸发作。

4. 对于无明显诱因心悸频发的患者，应予以重视，积极就医，完善检查，明确病因以对症治疗。

整理者：杨精华、樊越、包超颖

眩晕

眩晕是以头晕、目眩为主症的疾病。头晕指感觉自身或外界景物旋转，目眩指眼花或眼前发黑，二者常同时并见，故称为眩晕。轻者闭目即止，重者如坐车船，旋转不定，不能站立，或伴有恶心、呕吐、汗出，甚则有仆倒等症状。现代医学将眩晕分为：前庭系统性眩晕和非前庭系统性眩晕。前庭系统性眩晕亦称真性眩晕，如前庭神经元炎、梅尼埃病等，由前庭神经系统功能障碍引起，表现为有旋转感、摇晃感、移动感等；非前庭系统性眩晕亦称一般性眩晕，多由全身性疾病引起，表现为头晕、头胀、头重脚轻、眼花等，有时似觉颅内在转动但并无外环境或自身旋转的感觉。

一、病因病机

王教授挖掘经典，结合临证观察，认为眩晕多由正气亏虚，邪扰清窍所致，属本虚标实之症。本虚多因肝肾阴虚，或肾精亏虚，或脾胃虚弱，清阳不升，脑窍失养而致眩晕；邪实主要有风、火、水、痰、瘀等病理因素，起病多因脏腑亏虚，内生病邪，或外感六淫，引动内风，风气上犯所致。本病病位在脑窍和目系，与肝、肾、脾胃、三焦、胆等脏腑密切相关。

1. 根本原因：脏腑亏虚，脑窍失养

究眩晕之根本原因，大多是由虚而起。《景岳全书》中指出："眩运一证，虚者居其八九，而兼火、兼痰者不过十中一二耳。"强调了"无虚不能作眩"。《灵枢经·大惑论》亦有记载："故邪中于项，因逢其身之虚，其入深，则随眼系以入于脑。入于脑则脑转，脑转则引目系急。"《诸病源候论·风头眩候》中亦有类似叙述："风头眩者，由血气虚，风邪入脑而引目系故也。五脏六腑之精气皆上注于目，血气与脉并于上系，上属于脑后出于项中。逢身之虚，则为风邪所伤，入脑则脑转而目系急，目系急故成眩也。"王教授通过大量临床实践，总结出眩晕多为脏腑本虚，尤以肝肾阴虚、脾胃虚弱为主。肾主骨生髓，脑为髓海，若肾精亏虚，髓海失充，即可发为眩晕；肝乃风木之脏，其性主动主升，又乙癸同源，若肝肾阴亏，水不涵木，阴不维阳，阳亢于上，便可发为眩晕；或肝胆气火暴升，上扰脑目，亦可发为眩晕。中焦脾胃为气血生化之源，若脾胃虚弱，气血亏虚，清窍失养，或由脾失健运，化湿生痰，痰浊中阻，清阳不升，或风阳夹痰，上扰清空，均可发为眩晕。此外，邪犯少阳，枢机不利，也可导致眩晕。

2. 关键因素：邪实内生，肝风为要

风是引起眩晕的关键致病因素之一，《黄帝内经》云："风胜则动""诸风掉眩，皆属于肝"。风于自然是空气的流动，由两个区域寒热不同等原因造成的气压差而引起。风于人体亦然，由于各种原因造成正气运行乖戾失常，于内，或由寒热，或由虚实，或由瘀阻，或由情志所激。叶天士在《临证指南医案》中说道："内风，乃身中阳气之动变。"于外，自然之风亦可造成人体正气运行乖戾失常，清窍不宁，神明受扰，故发眩晕。虽有医家分内外之风，但其旨一也，只是发生地界和病理反应链有所不同，且经常互相引动。正气运行乖戾失常又是产生病理产物和其他邪气侵犯人体的先行条件。故《黄帝内经素问·骨空论》言："风者，百病之始也。"《黄帝内经素问·风论》言："风者，百病之长也。"《临证指南医案》进一步解释："盖六气之中，惟风能全兼五气。如兼寒则风寒，兼暑则曰暑风，兼湿曰风湿，兼燥曰风燥，兼火曰风火。盖因风能鼓荡此五气而伤人，故曰百病之长。"风是"眩晕"最为重要的致病因素。除此之外，"火热"可上扰清窍，"水饮"内停，清阳不升，浊阴上犯，"痰湿"可上蒙清窍或致使清阳不升，"瘀血"可迷闭心窍和脑窍，都是导致眩晕的关键因素。王教授临床中注重病机的辨别，对于邪实导致的眩晕，其认为常有肝阳上亢之肝风内动，上扰清窍，此时应用镇肝熄风汤加减联合天麻钩藤饮平肝息风、滋补肝肾，起到标本兼治之功。脾胃虚弱，运化失司，湿浊内生，湿聚而成水，水饮上犯，而致眩晕，此时应用苓桂术甘汤温化中焦水饮，同时配以泽兰、石菖蒲、草薢、藿香、佩兰、炒薏苡仁等化湿和中，健脾祛湿，起到补虚祛实之效。脾肾亏虚，气化失司，痰浊内生，上扰脑窍，导致眩晕，此时应用半夏白术天麻汤化痰息风，同时配以二陈汤；痰热较盛时，可联合温胆汤；痰浊困阻气机导致胸闷时，还可联合瓜蒌薤白半夏汤等豁痰宽胸、通阳散结，临床多有效验。

3. 重要因素：经络受阻，三焦不利

肝、肾、脾胃、胆、心均与脑窍或目系在经络上有紧密的联系，这些脏腑的虚实变化均可由此影响清窍而导致眩晕。《灵枢经·经脉》中记载："心手少阴之脉，起于心中……系目系""肝足厥阴之脉……属肝，络胆……连目系，上出额，与督脉会于巅。"《灵枢经·经别》云："足阳明之正，上至脾，入于腹里属胃，散之脾，上通于心……还系目系。"《灵枢经·寒热病》云："足太阳有通项入于脑者，正属目本，名曰眼系，头目苦痛取之，在项中两筋间，入脑乃别。"《灵枢经·口问》："故悲哀愁忧则心动，心动则五脏六腑皆摇，摇则宗脉感，宗脉感则液道开，液道开，故泣涕出焉。"由此可知，若经络不通，经气不舒，亦可导致眩晕。除了经络外，三焦是比经络较为深层次的路径。三焦的气血不足和运行失常是诱发眩晕的重要原因之一。《金匮要略》曰："腠者，是三焦通会元真之处，为血气所注""营气不通，卫不独行，营卫俱微，三焦无所御。"《灵枢经·营卫生会》云："营出于中焦，卫出于上焦。"《难经·三十八难》："所以腑有六者，谓三焦也，有原气之别使，主持诸气。"《黄帝内经素问·灵兰秘典论》云："三焦者，决渎之官，水道出焉。"三焦统御营卫，通行元气、津液，其亦是脏腑之气血到达脑窍及目系，濡养清窍的重要通路之一。故《灵枢经·口问》云："故邪之所在，皆为不足。故上气不足，脑为之不满，耳为之苦鸣，头为之苦倾，目为之眩。"

二、辨证论治

王教授认为，临床诊察眩晕，需要注意眩晕的发病时间、诱发原因、具体特征及伴随症状。辨病之轻重、缓急、虚实，以及涉及何经何脏何腑。可结合八纲辨证、脏腑辨证、三焦辨证、经络辨证等多种辨证方法。

眩晕病位主要在脑窍和目系，但涉及多个脏腑和经络。与肝、肾、脾胃、胆、三焦脏腑及其经络功能失调密切相关。治疗上重在补虚泻实，调理气血，疏通经络，疏利三焦。虚者当补益气血，滋养肝肾，填精益髓；实者当潜阳息风，清肝泻火，化痰祛瘀；虚实夹杂者，宜标本兼顾。临证需灵活处理，因证施治，综合考量，不拘定式。

1. 肝肾阴虚，肝阳上亢证

王教授认为，由于现代人生活节奏快，工作压力大，所欲甚多，劳心劳神，熬夜频多，房事不节，饮食中多升肝阳、助肝火之物，多致阴血、肾精频耗，阳气频扰，火热滋生。故眩晕患者多有肝阳偏亢、肝胆湿热、肾精不足、肝肾阴虚、邪郁少阳之证，故以滋补肝肾、潜镇肝阳、息风清火为基本方针。肝阳上亢之眩晕常兼见头胀痛、面色潮红、脉弦等症状，王教授常选用天麻钩藤饮治之。肝胆湿热者多兼见胁肋胀痛或灼热疼痛、胸闷纳呆、不寐多梦、急躁易怒、口苦口腻、不思饮食、小便黄赤、便秘、舌红苔黄腻、脉弦滑数，其常选用龙胆泻肝汤治之。邪郁少阳常见于正气亏虚，情志不畅，枢机不利之人，其常选用小柴胡汤为基础方加减。《灵枢经·海论》曰："脑为髓之海……髓海不足，则脑转耳鸣，胫酸眩冒，目无所见，懈怠安卧。"肾精不足之眩晕多日久不愈，多兼有腰酸腿软、精神萎靡、耳鸣如蝉之，脉沉细无力，尺脉尤显，王教授常辨证选用大补阴丸、地黄饮、归芍地黄丸。

2. 脾胃虚弱，痰浊上扰证

《黄帝内经素问·阴阳应象大论》中载："清阳出上窍。"王教授认为，清阳不升是导致眩晕的关键病机之一。清阳不升则多因脾胃升清降浊的功能障碍所致。对于清阳不升导致清窍失养而引发的眩晕，王教授在辨证基础上常配合黄芪、升麻、柴胡、葛根、蔓荆子以助升举清阳。若脾胃虚弱，气血不足，清阳无力上升之眩晕，兼有纳呆、乏力、面色苍白等症状，王教授常选用补中益气汤。若脾失健运，痰湿中阻或痰湿上扰之眩晕，兼见纳呆、呕恶痰涎、头痛如蒙、苔腻诸症，王教授常选用半夏白术天麻汤。

3. 脾肾亏虚，水饮上犯证

水饮是肾病患者机体常见的病理产物，王教授认为水饮阻滞于三焦或者上犯于清窍而导致的眩晕在临证也常多见。《金匮要略》云："心下有支饮，其人苦冒眩，泽泻汤主之""卒呕吐，心下痞，膈间有水，眩悸者，小半夏加茯苓汤主之。"《伤寒论》云："太阳病，发汗，汗出不解，其人仍发热，心下悸，头眩，身瞤动，振振欲擗地者，真武汤主之""伤寒若吐若下后，心下逆满，气上冲胸，起则头眩，脉沉紧，发汗则动经，身为振振摇者，茯苓桂枝白术甘草汤主之。"王教授在临证时根据水饮所在地界和正邪偏重程度，辨证选用小半夏加茯苓汤、泽泻汤、苓桂术甘汤、真武汤、五苓散等经典方剂治之。

4. 脑窍失养，瘀血阻窍证

瘀血所致之眩晕临床表现为眩晕、头痛，且痛有定处，兼见健忘、失眠、心悸、精神不振、耳鸣耳聋、面唇紫暗、舌质暗有瘀斑，多伴见舌下脉络迂曲增粗，脉涩或细涩。王教授临证常选用通窍活血汤、桃红四物汤、补阳还五汤、大黄䗪虫丸等方。《金匮要略》"血不利则为水。"王教授认为，水饮和瘀血常常相伴，故在治疗水饮证偏重时也常配伍桃仁、红花、全蝎、川芎、茺蔚子等活血药物，在治疗瘀血偏重时也常选用泽兰、茜草等活血利水药。

三、临证心得

1. 补益脏腑，调整阴阳

王教授认为，眩晕病虽有风、火、水、痰、瘀等多种致病因素，但是在多数情况下，"虚"贯穿始终，是眩晕病的根本原因和始动因素。临证中需要注意对"虚"有所把握。不能简单止于表面"上虚"。应当进一步察觉"上虚"的深层原因。《景岳全书》中云："头眩虽属上虚，然不能无涉于下。盖上虚者，阳中之阳虚也；下虚者，阴中之阳虚也。阳中之阳虚者，宜治其气，如四君子汤……归脾汤、补中益气汤……阴中之阳虚者，宜补其精……左归饮、右归饮、四物汤之类是也。然伐下者必枯其上，滋苗者必灌其根。所以凡治上虚者，犹当以兼补气血为最，如大补元煎、十全大补汤，及诸补阴补阳等剂，俱当酌宜用之。"临证中需要准确把握虚的程度和部位，采取不同的补虚策略。肝阳上亢之证中，应考虑有肝肾阴虚，注意滋补肝肾，用药常选取杜仲、桑寄生、川牛膝等。肾精亏虚则需要山茱萸、生地黄、猪脊髓、肉苁蓉、五味子、沙苑子、菟丝子等填补肾精。肝胆湿热证勿忘多兼有肝阴血分的亏虚，常配伍当归、生地黄、女贞子、墨旱莲等。痰湿中阻证在燥湿化痰的同时需配合白术、陈皮、甘草、大枣、生姜等药物健脾和胃。脾胃虚弱证则配合党参、白术、黄芪、当归等药物补中益气。邪郁少阳证，在开郁散邪的基础上注意配伍人参、生姜、大枣顾护中气。

2. 重在治风，调理气血

王教授认为"风"在致病因素中尤为重要，其存在尤为广泛，且容易与其他致病因素兼见。故治疗眩晕病应重视"治风"。王教授认为"风"不应该局限理解为自然界之风邪，凡人体气血运行乖戾或郁滞等失常表现皆可属于风。故调理气血即是治风。《医学心悟·卷三·痹》曰："治行痹者，散风为主，而以除寒祛湿佐之，大抵参以补血之剂，所谓治风先治血，血行风自灭也。"调理气血之法，若气血升散太过，王教授常选用桑叶、菊花、龙骨、牡蛎、天麻、钩藤、牛膝、肉桂潜降气血、息风顺气清火等。若升散无力，选用黄芪、柴胡、升麻、葛根、羌活、川芎等。若气血郁滞，则多用当归、枳壳、藿香、佩兰、半夏、陈皮等药物震荡气血以助运行。除此之外，气血充沛是其运行调达的先决条件，故常用黄芪、当归、甘草、白术等。

3. 疏利三焦，调畅经络

《金匮要略》云："若五脏元真通畅，人即安和。"对于眩晕病亦然。元真通畅，脏腑之气血通达脑窍及目系，则脑窍清灵，不发眩晕。三焦通会元真，经脉通行气血，是濡养脑窍的必要通路。王教授认为，使脏腑之气血通过三焦和经脉到达上窍而不令上虚是治疗的关键之一。故临证多用玉屏风散和四逆散，使三焦气血充沛，运行无碍。疏通经络则选用川芎、白芷、蔓荆子、葛根、羌活等药物，知何经不利后以疏之。

四、选方用药特色

1. 天麻钩藤饮

本方出自《中医内科杂病证治新义》，药物组成为天麻、钩藤、益母草、桑寄生、栀子、黄芩、石决明、杜仲、川牛膝、茯神、夜交藤，主治肝阳上亢证。其中天麻、钩藤平肝息风；石决明平肝潜阳；川牛膝引血下行，补益肝肾；杜仲、桑寄生补益肝肾；栀子、黄芩清肝泻火；益母草活血利水，加强平抑肝阳之功；夜交藤、茯神宁心安神。王教授常用此方治疗肝阳上亢之头痛、眩晕，亦用于降低血压，常以天麻、钩藤、石决明为主药，配以茺蔚子、葛根以降血压；杜仲、怀牛膝、续断补益肝肾；或加泽兰活血利水；槐花、枳壳清利湿热，疏利气机，诸药并用，效果甚佳。

2. 五苓散

本方出自《伤寒论》，包括茯苓、猪苓、桂枝、炒白术、泽泻，主治太阳蓄水证、痰饮水逆证、水湿内停证等。其中，泽泻、茯苓、猪苓利水渗湿健脾，桂枝温阳化气兼解表，炒白术补气健脾利水。王教授临床上发现，慢性肾脏病患者脾肾亏虚，水湿内停，常出现小便不利、眩晕、心悸、头昏蒙等症。《金匮要略》中记载："假令瘦人脐下有悸，吐涎沫而癫眩，此水也，五苓散主之。"据此，王教授常根据其病机，或联合苓桂术甘汤治疗水饮上犯之眩晕，若患者水肿较甚，可联合五皮饮利水消肿。

3. 半夏白术天麻汤

本方出自《医学心悟》，包括半夏、白术、天麻、茯苓、橘红、甘草、生姜、大枣，主治风痰上扰证。半夏燥湿化痰，降逆止呕；天麻平肝息风；白术健脾燥湿；茯苓健脾渗湿；橘红理气化痰，使气顺痰消；甘草调药和中；煎加姜、枣以调和脾胃。王教授常用本方治疗脾虚生痰，肝风内动之证。脾虚而湿盛，聚而成痰，痰引肝风，循经上扰脑窍，痰阻脑络，而成眩晕，故以此方健脾化痰、平肝息风，可加钩藤、石决明等加强平肝之力，加黄芪、炒薏苡仁、炒麦芽等和胃健脾，以绝生痰之源，加菟丝子、沙苑子、酒黄精、山茱萸等补肝肾之阴，以平息肝风。

五、验案举隅

验案 1　杨某，女，73 岁，2023 年 5 月 10 日首诊。

主诉：眩晕间作 3 月余，加重 1 天。

现病史：患者于半年前突感头晕，2023 年 1 月 21 日于天津某医院检查示耳石症、前庭功能减退、头颅 CT 未见异常。自述既往有颈椎病病史 10 余年。发现尿潜血 10 余年，发现尿蛋白 5 年余，肾小球滤过率降低 1 年余。现症见：头晕剧烈，体位改变时加重，口干，畏寒肢冷，腰膝酸软，头目无胀痛，无呕恶，纳呆。舌暗红苔白，有瘀斑，脉细弱，尺部尤显。

中医诊断：眩晕。

证型诊断：肝肾阴虚，肝阳上亢证。

治则治法：平肝息风，调补气血。

方药如下：

茺蔚子 20g　葛根 20g　水蛭 3g　菊花 20g

川芎 20g　白芷 10g　生黄芪 20g　黄精 20g

当归 10g　鸡血藤 30g　菟丝子 20g　泽泻 20g

炒白术 20g　桑葚 20g　半夏 10g　地龙 10g

天麻 20g　钩藤 20g

共 14 剂，水煎服，150ml，早晚分服。

二诊（2023 年 5 月 31 日）：患者眩晕减轻，仍有头晕感，口干。舌暗红，苔白，脉弦细弱。

方药如下：

柴胡 10g　茺蔚子 20g　葛根 20g　川芎 20g

白芷 10g　厚朴 10g　菊花 10g　半夏 10g

炒白术 10g　天麻 20g　炒莱菔子 10g　水蛭 3g

钩藤 20g　桑叶 10g　佩兰 10g　玫瑰花 10g

紫苏梗 10g　石斛 10g　玉竹 20g　大腹皮 10g

共 14 剂，水煎服，150ml，早晚分服。

服药后，患者症状明显好转，后随访未再复发。

【**按语**】本例患者有肾病 10 余年，肝肾亏虚，而肾主骨生髓，开窍于耳，脑为髓海，肾精亏虚则脑失濡养，出现前庭功能减退等表现；精微不能上承，脑窍失养，肝肾阴虚，肝阳上亢，则眩晕；肾病日久，伤阴耗气，久则成阴阳两虚，则畏寒肢冷，腰酸腰痛；病邪日久，气血两伤，脾虚湿困，则成纳呆，食欲不振。针对患者病机，采用平肝息风、调补气血之法治疗，以天麻、钩藤平肝息风；茺蔚子、葛根、菊花平抑肝阳；地龙息风止眩，川芎、白芷活血行气，引药上行；半夏燥湿化痰；生黄芪、炒白术补气健脾；泽泻利湿去浊；当归、鸡血藤补养肝血；菟丝子、桑葚、黄精补肾气，滋肾阴，填肾精，治肾精亏虚之本。服药 14 剂后，患者诉眩晕减轻，仍有头晕感，此时患者以脾虚湿困为主，痰湿上扰，以行气燥湿，化气祛痰为主，首诊方去生黄芪、黄精、当归、鸡血藤、菟丝子、泽泻、桑葚、地龙；加柴胡疏肝行气，桑叶平抑肝阳，厚朴导滞下气，炒莱菔子消食行气，大腹皮、玫瑰花、紫苏梗行气宽中，佩兰芳香化湿，石斛、玉竹养阴和营，以防行气太过，耗伤阴血。

验案2 陈某，男，34岁，2023年12月4日首诊。

主诉： 高血压病8年，眩晕两个月。

现病史： 两个月前尿常规发现蛋白尿，遂来就诊。近日偶尔眩晕，血压150/90mmHg。服药时正常。现症见：神清，精神可，眼眶黯黑，无胸闷憋气，纳欠佳，小便可，大便溏，寐欠佳，入睡难。舌胖紫暗苔腻，脉沉弱。

中医诊断： 眩晕。

证型诊断： 肝阳上亢证。

治则治法： 平肝潜阳，滋阴降逆。

方药如下：

生黄芪30g　炒白术20g　茺蔚子10g　葛根20g

天麻20g　菊花20g　川芎20g　木贼草10g

夏枯草10g　丹参10g　泽兰10g　炒酸枣仁10g

浮小麦30g　百合30g　知母10g　合欢花10g

共14剂，水煎服，150ml，早晚分服。

二诊（2023年12月18日）： 血压控制良好，眩晕较前减轻，无胸闷憋气，无恶心呕吐，纳食可，寐欠佳，入睡较前容易，小便可，大便干。苔白腻舌胖，脉弦滑。

方药如下：

生黄芪30g　炒白术20g　防风10g　地龙10g

蝉蜕10g　鬼箭羽10g　川芎10g　菊花10g

莲须 10g　水蛭 3g　茵陈 10g　五灵脂 10g

蒲黄炭 10g　大黄炭 10g　泽兰 20g　桑叶 20g

共 14 剂，水煎服，150ml，早晚分服。

在二诊后患者症状缓解，血压控制良好，收效良好。

【按语】此例中，患者为男性，34 岁，考虑患者正值壮年，阳气足，加之生活作息不规律，阴血消耗较大，因而易产生阴虚阳亢之态。此外基于叶天士"阳旺之人，胃湿恒多；阴虚之人，脾湿亦不少"的理论，患者体虚且精神劳倦，易损伤脾胃之气，因而造成痰湿内蕴。综合分析应采取平肝潜阳、滋阴降逆之法，平肝潜阳良方为天麻钩藤饮，而滋阴方药多而丰富，因患者为肝阳上亢，病位在肝，特选取酸枣仁汤以补肝阴。此方以生黄芪、炒白术补气健脾，天麻平肝息风，菊花、炒酸枣仁搭配清肝热而养肝血，百合、知母清热而不燥，合欢花、浮小麦收敛安神，川芎、泽兰行血利水，茺蔚子、夏枯草、木贼草平肝清肝。二诊患者眩晕缓解，但仍需顾护，将重心转移至肾病的治疗上来。故眩晕之药，蝉蜕搭配桑叶、菊花以清肝，配川芎、泽兰行血利水，避免血水郁滞，郁而化热，阳升于上而眩晕。王教授在临床中发现，眩晕并非只肝阳上亢一证，需仔细辨证，不可一味以肝阳上亢治疗，针对其病机采用温阳利水、补肾填精、补益气血等治则治法。由于眩晕有时并不伴随血压升高，临证不可只关注血压，应将患者自身感受与医者检查相结合，同时也应与卒中前兆相鉴别，不可延误治疗，确保患者生命安全。

验案 3　魏某，女，2023 年 12 月 18 日首诊。

主诉：慢性肾炎 4 年，眩晕半月余。

现病史：患者半月前无明显诱因出现眩晕，间断发作，持续 10 余日。现症见：神清，精神可，间断头晕，无头痛，畏寒肢冷，面色少华，耳垂不饱满。神疲乏力，纳可，二便调，寐安。舌淡胖，脉细弱。

中医诊断：眩晕。

证型诊断：气阴两虚证。

治则治法：益气养阴。

方药如下：

五灵脂 10g　生黄芪 60g　炒白术 10g　茵陈蒿 10g

蒲黄炭 10g　大黄炭 10g　槐花 20g　枳壳 20g

土茯苓 30g　太子参 10g　麦冬 20g　党参 10g

菟丝子 10g　茺蔚子 10g　葛根 20g　水蛭 3g

共 14 剂，水煎服，150ml，早晚分服。

服药后，患者头晕症状明显好转，遂转为治疗其肾病。

【按语】此例中，患者面色少华，耳垂不饱满，神疲乏力，平素畏寒，考虑其为虚证；脉细弱，知其阴血不足以充盈脉道；患者舌淡胖，佐证其脾胃虚弱。综合考虑能顾护气阴、脾胃之方，当选生脉饮。麦冬滋阴，参种类繁多，搭配人参可补充元气，过则可生内热；配党参补脾气但易燥；配太子参轻补气而不燥；配西洋参除补气外，可有一定的清热效果。此患者不仅存在气阴不足，脾胃虚弱，而且因其畏寒，阳气亦不足，故用菟丝子补阳气，党参、太子参补脾气，麦冬滋阴，葛根生津。诸药并举，可补养气血，供养脑窍，而使眩晕得消。

六、预防调护

1. 保持心情舒畅，注意劳逸结合，避免过度劳累。饮食上宜清淡有节，戒烟戒酒。良好的生活作息习惯能有效降低本病的发生风险。

2. 眩晕发病后要及时治疗，注意休息，严重者当卧床休息。注意饮食清淡，保持情绪稳定，避免突然、剧烈的体位改变，以及头颈部运动，以防眩晕症状加重，或发生昏仆。

3. 有眩晕史的患者，当避免剧烈体力活动，避免高空作业。

整理者：刘津玮、刘远航、包超颖

脱发

脱发即头发脱落，不能附着于头皮，轻则数缕，重则成片脱落甚至全秃。脱发分为生理性脱发和病理性脱发，每日脱发100～150根属于毛发正常的生理代谢。若生发与脱发的平衡状态紊乱，脱发数量远远超过正常范围则称病理性脱发，属于皮肤科的常见病。中医古籍对脱发的记载最早见于《黄帝内经》，以"发落""发堕""毛发残"等作为症状名。《诸病源候论》将"发秃落"作为证候名称，并首次记载了"鬼舐头"（《外科正宗》中称为油风），即斑秃。直至《医林改错》才第一次将"脱发"作为正式病名并沿用至今。

一、病因病机

王教授在总结临证病例后，认为脱发以虚证为主，亦或虚实夹杂。虚证以肝肾不足为本，虚实夹杂则兼有风热、血热、湿热、瘀血等病理因素。其病位在皮毛，与肺、肝、肾三脏关系密切，常相互影响，合而为病。发病急者，多为风热之邪侵袭皮肤，卫外不固则腠理开，发根动则发脱落；或热入营血，气血燔腾，耗伤阴血、津液，燥热生风，则皮焦发落；或血行瘀滞、血热夹湿，气机不畅而使皮毛失养，以青年人发病为主。先天禀赋不足或久病劳倦者，肝肾精血亏虚，血行缓滞，不能濡养头皮则毛发脱落，以儿童或中老年人居多。

1. 发病基础：肺气虚损，卫外不固

中医经典认为肺主一身之气，可宣发卫气，皮毛荣润光泽与否反映了肺卫之气的盈亏。《黄帝内经素问·六节藏象论篇》云："肺者，气之本，魄之处也，其华在毛。"《灵枢经·决气》云："上焦开发，宣五谷味，熏肤充身泽毛，若雾露之溉，是谓气。"毛发生长并附着于皮肤离不开腠理紧密及气的推动、温润充养和固摄作用，气充腠理固则毛发荣，气衰腠理疏则毛发败。《难经·二十四难》云："手太阴气绝，即皮毛焦……皮毛焦则津液去，津液去即皮节伤，皮节伤则皮枯毛折。"故无论外感内伤、肺系疾病迁延不愈，或他脏久病而导致肺气亏虚，不能输布津液上荣毛发，均可影响毛发生长，打破生理平衡，从而导致脱发。

2. 核心病机：精气亏虚，发根失养

肾主藏精，其华在发。肾精先天禀受于父母，后天依赖于饮食水谷的充养，是人体一切生命活动的原动力，且能化生气血、津液。《灵枢经·经脉》云："人始生，先成精，精成而脑髓生，骨为干肉为墙，皮肤坚而毛发长。"由此可见，肾精充足是皮肤腠理固密，毛发萌生坚韧的先决条件。《黄帝内经素问·上古天真论》中详细论述了男子、女子随年龄增长，肾精、天癸由盛转衰，毛发也随之从荣润变为枯萎，表明先天不足或肾精早衰会导致头发过早脱落。精血同源，发为血之余。脾胃吸收的水谷精微是津液的来源，入血脉奉心化赤则为血，通过肺布散至全身，滋养肌肉皮毛、四肢百骸。《诸病源候论》云："若血盛则荣于须发，故须发美；若血气衰弱，经脉虚竭，不能荣润，故须发秃落。"阐释了气血荣发的作用，明确了血虚脱发的病机。故肾精、气血、津液互资互生，其充沛盈满为生发梢、固发根的物质基础，反之虚羸衰少则为发枯、脱发的病理关键。

3. 病理因素：热邪动血，瘀血内阻

《黄帝内经素问·缪刺论篇》云："夫邪之客于形也，必先舍于皮毛。"脱发以肝肾精血亏虚为本，老弱病幼者卫外不固，头皮毛孔张开，外邪乘虚而入，发根动摇，则易成虚实夹杂之证，反映了《黄帝内经》"邪之所凑，其气必虚"的思想。亦有风热、血热、湿热、血瘀等实证，以青壮年为主。鬼舐头是一种民间流传的名称，表现为头发突然成块、成片状地脱落，一个或数个斑秃外露，人们无法解释，故而得名。中医认为，"鬼舐头"正是体现了风邪善行数变的特性：起病急，变化快，病位不固定，发作无常。《诸病源候论》详细记载其临床表现："有人风邪在于头，有偏虚处，则发秃落，肌肉枯死，或如钱大，或如指大，发不生亦不痒，故谓之鬼舐头。"认为鬼舐头的病机是风邪乘虚而入，发根动摇。《儒门事亲》："肝者木也，火多水少，木反不荣……大热病汗后，劳病之后，皆发多脱落，岂有寒耶？"风热由表及里，气热转营入血，煎灼津液则皮焦发枯，根松而发落。热邪耗血动血，血液浓缩黏稠，或血溢脉外，形成瘀血，新血不生，气血运行不畅，故毛发失于濡养灌溉而脱落。实证者或起病急而服药速愈，或服药不效，迁延日久复为虚实夹杂病证。

4. 主要脏腑：肝肾同源，伤精耗血

《医学入门》："须发脱落非因老，内风血燥亦奇哉。"肝藏血，实邪阻遏或七情不遂，气机失常，热怫郁于内，气血燥动，不能正常出入输布，毛发失于荣养则易脱落；肾水不足，木失涵养，肝阳化风，则发根萎而动摇，不能附着于皮肤。肾华在发，阴精耗损，阳胜生虚火，燥伤发根，发焦枯而败落。肝肾同宗，精血同源，两者常相互影响，合而为病。

二、辨证论治

王教授认为，临证治疗脱发应首先明确病因，结合患者体质与基础病，并参考兼症，整体综合分析后辨证施治。感受外邪所致的脱发，往往病势急而病程短，祛除风热、湿热、燥火等邪气后即较易向愈。内伤导致的脱发则病程较长而迁延难愈，或先天、后天不足，久病劳倦，精气血津液亏虚；或情志不遂，气机失常，肝阳化风；或外邪入里化热，煎灼阴血津液；或饮食不节，损伤脾胃阳气，湿热内生；或气血郁滞，瘀血内停；均可致使毛发失养，枯萎脱落。体质强壮者，营卫强、精血充而皮肉盛，筋骨坚而腠理固，故发病易燥热怫郁，其脱发多因实邪客于皮毛，治宜以攻邪透散为主，使病邪去而气机调。体质羸弱者，精血虚，五脏、五体不充，形气衰少，故发病多虚实夹杂，缠绵反复。此类患者脱发主因精血乏源，或在体虚基础上复受内外病邪，治宜以扶正、补益阴精气血为主，兼顾清除余邪，标本同治，以恢复脏腑正常的生理功能。临证中，在明确病因和患者体质后，应四诊合参，细察舌脉和兼症，进一步佐证、鉴别诊断，以求"法随证立，方从法出"。

王教授认为临床上脱发以肝肾阴虚、血虚风燥的类型最为多见，故临证常以四物汤合二至丸（熟地黄 10g，当归 20g，川芎 10g，白芍 20g，女贞子 20g，墨旱莲 20g）为基础方，加鸡血藤 10～30g、桑葚 20g、扶桑丸（黑芝麻 10～30g、桑叶 20g）。王教授认为，四物汤合二至丸可滋肾阴、补肝血，能从根本上改善毛发的营养基础，以求达到固旧发、生新发的目的，疗效确切。除此之外，上焦血热夹湿者，常用麻黄连轺赤小豆汤加减；湿热证常用四妙散加味；肝气郁滞者常用加味逍遥散；亦少见脾肾阳虚证，常用补中益气汤合金匮肾气丸化裁。辨证论治，圆机活法，随证治之，具体辨证分型和药物选择如下。

1. 肝肾阴虚证

王教授认为，肾是人体精血之总会，为全身生命活动提供能量，又受五脏六腑之精而藏之。肝肾同源，夜寐则血归于肝，肝主疏泄，为调节肾精血出入之门户，统摄血量。肝肾精血是毛发化生的物质基础，若肝肾藏精血的功能失调，皮毛则失于养护而脱发。临床上以中老年患者居多，先天不足或后天失养而致肝肾阴虚，表现为头晕耳鸣、腰膝酸软、眼睛干涩、爪甲不荣、潮热盗汗、手足心热、口干口渴、虚烦少寐、头发脱落等症，女性患者还可见月经来迟或量少。故以补肾精为原则，生精补血，滋养发根，培补先天、后天，同时兼顾其余四脏，五脏调而荣血生，立足于治肾而不单补肾。肝肾阴虚型脱发，王教授常选用归芍地黄汤或黄精丹，在原方基础上加黑芝麻、桑葚、枸杞子、沙苑子、菟丝子等补肾填精类中药，肝肾并补。肝热较甚，头面部烘热汗出，情绪易于躁怒，两眼干涩，胁肋胀痛不舒，舌红苔黄，脉弦数者，治宜清虚热、补肝肾阴液，常用滋水清肝饮加减。若合并基础肾病，肾精亏虚严重，肾阴阳两虚为本，脱发为标，表现为耳聋，耳鸣彻夜不休，腰痛腿软，失眠健忘，舌淡白无华，脉沉细者，应标本兼治，阴阳并补，常用地黄饮子或五子衍宗丸化裁，肾阴虚为主加知母，偏肾阳虚则加盐杜仲、鹿角霜。同时应该辨明轻重缓急，如严重贫血的病人，骨髓不能速生血液，则应当以四物汤加减，以补肝血为主，辅以补肾固精。若见手足颤动、心悸怔忡、神情呆滞、齿黑唇裂、舌干绛无苔、脉芤虚无力等症，属水不涵木，虚风内动之象，常用三甲复脉汤加猪骨髓以峻补肝肾阴精。此外，王教授认为，如果在肝肾阴虚基础上，兼见其余三脏虚损而功能失司者，不应拘泥于单补肝肾，宜多脏同调，整体施治。次症兼有气短乏力、语声低微、口燥咽干、久咳等肺气阴两虚表现者，可合用沙参麦冬汤，肺阴虚甚者用麦味地黄丸；兼有胸闷心悸、汗多神疲、舌红少苔、脉细数，属心气不足者，合用生脉散；兼有恶心纳差、腹泻便溏，属脾失健运者，合用参苓白术散，加炒麦芽、炒谷芽健脾胃，助运化。如此整体调治，综合主次、轻重缓急，才较易达到预期疗效。

2. 血热夹湿证

王教授认为，头为诸阳之会，头发居于上焦肌表，容易感受外邪。腠理疏松不固，风热之邪趁机侵袭人体，化热入里，煎灼气血，发根焦干则形成脱发病证。此型属于上焦血热，发病人群以青年人居多，西医称为脂溢性脱发，表现为头发从两侧鬓角开始稀疏脱落，并逐渐延伸到头顶。患者多有感冒着凉、涉水饮冷等外感病史，初期表现为自觉发热（体温可不升高）、头晕头痛、咽干口燥、头发脱落、舌边尖红、脉浮数等风热袭表证候。王教授以宣散清热为原则，处方用药以银翘散为底方，加入防风、蝉蜕、葛根等解表祛风类中药；化热入营血者，可见斑疹隐隐，心烦失眠，身热入夜加重，口渴不欲饮水，舌红绛或干燥起刺。这类患者，王教授临证以凉血养阴为基本治法，多选用四物汤，去熟地黄，用生地黄，加连翘、金银花、桑叶、蝉蜕等透热养阴之品，旨在改变血热状态，恢复营血润养发根的作用。兼有头痛困重、汗出不畅、身热此起彼伏、舌红苔黄腻、脉濡数等血热夹湿表现者，王教授以凉血透热为原则，兼顾行气化湿，常应用麻黄连轺赤小豆汤加生地黄、牡丹皮、紫草。三焦为水液输布运行的通道，若湿热弥漫全身，除上焦血热夹湿外，亦可出现中焦、下焦气化功能失调的表现。伴有脘腹痞闷不舒、恶心呕吐、大便黏滞臭秽、舌红苔黄腻、脉濡数等中焦湿热证候者，常用三仁汤合四妙散加减，加白扁豆健脾渗湿，以斡旋中焦气机，宣畅上下，分消走泄，使湿热之邪从大、小便排出体外；两胁胀痛，烦躁口苦，脉弦滑数，属肝胆湿热者，常用龙胆泻肝汤加味。伴有小便不利、尿频尿急、淋漓灼热涩痛、腰痛不舒等下焦湿热证候者，常以八正散化裁，加荷叶、泽兰利水渗湿，使湿热从二便而去；又兼见全身水肿、小便不畅、口渴引饮、精神萎靡不振、腰冷腿软，属上燥下虚寒者，常用栝楼瞿麦丸，以菟丝子代原方附子，加炒白术、山药以化气利水，润燥生津。

3.血虚风燥证

中医学认为，肝主藏血，发为血之余；妇人之生，有余于气，不足于血，以肝为先天。故血虚容易导致脱发，且女性居多，治疗时应以补养肝血为务。王教授临证实践中验证了上述理论，发现女性患者脱发主因血虚风燥所致。肝为藏阴血之器，体阴而用阳，肝失藏血则易致血不涵气，虚热上浮，阳气亢动而生风化燥。或素体血弱，外风引动，腠理疏松，毛发动摇。患者常表现出神疲乏力，面白无华，气短懒言，唇甲色淡，皮肤瘙痒或发湿疹、风团，月经来迟或量少，甚至闭经，舌淡苔白，脉细无力。临证以补肝血、活血祛风为法，用四物汤合二至丸为基础方，加桑叶、桑葚、黑芝麻、黄精等补肝肾、乌须发类中药，配合秦艽、蝉蜕、白鲜皮等祛风药，使精血充而新发生，气血行而风自灭。同时配合中医外治疗法，嘱患者用生姜汁、生侧柏叶汁点蘸患处，勿涂擦，以免加重脱发。若见肌肤甲错，皮肤瘀斑刺痛，但欲饮水而不欲咽，舌上有瘀点，舌下络脉迂曲怒张等血瘀证候者，在原方上加桃仁、红花、水蛭等活血化瘀之类，使瘀血去，新血生，促进毛发周期性生长。

4. 脾肾阳虚证

脾为中土，肾主骨生髓，其华在发。《黄帝内经素问·五脏生成篇》云："多食甘则骨痛而发落。"明代李中梓曾提出"肾安则脾愈安，脾安则肾愈安。"王教授认为，嗜食肥甘厚腻之品会耗伤脾胃气阴，脾胃阴液伤则虚火生，虚火生而肾亏骨痛发落，进而形成前文所述脱发之肝肾阴虚证。脾胃阳气损则水谷运化无力，津液不能上达头面，阳气固摄作用失常而发落，临床表述多以脾代脾胃，兼肾阳虚而成脾肾阳虚证型诊断。此类患者临证较少见，常表现为遇寒冷则脱发加重，兼有神疲乏力、腰膝冷痛、腹痛绵绵、得温症减、纳差便溏（甚至五更泻）、舌淡苔白厚腻、脉沉细无力。王教授临证以温补脾肾为法，常用金匮肾气丸合补中益气汤为基础方加减，脾肾同补，兼顾先天与后天。久泻无度者，加盐补骨脂、肉豆蔻、吴茱萸等涩肠止泻之类固敛精气；肾阳虚较甚者，加盐杜仲、仙茅、淫羊藿等温阳暖肾。

5. 其他证候

除以上四种脱发的证候类型，王教授临证时亦因有情绪过激或药物损害导致脱发的患者前来就诊。前者往往有情志不遂的因素，或喜怒无常，或悲伤过度，叹息哭泣，因精神压力过大，一夜之间片块状脱发，甚至头发尽脱，称为斑秃（油风或鬼舐头）。他认为斑秃与患者精神因素有关，受惊恐或长期压力过大即容易发病，是一种限制性斑片状脱发，患处皮肤正常且无自觉症状，此种类型脱发的病机以肝气郁结为主。肝主疏泄，主条达全身气机，气机不畅则津血等精微物质不能到达并充养发根；或气行迅疾，固摄作用失常，腠理大开，发随气脱。治疗时应疏肝解郁，常用加味逍遥散，加百合、合欢花等以解郁安神；情绪不定，喜悲伤欲哭者，合用甘麦大枣汤；发随气脱者重用党参、黄芪等补气药，加菟丝子、沙苑子以温补固摄。

王教授认为，药物损害型脱发往往有长期大量的不当服药史或放化疗病史，如抑制人体免疫力、造成贫血、存在严重肝肾损伤的药物。原发病轻微，停药后即较容易恢复毛发正常的生长过程，改善脱发症状。若原发病较重，应在积极治疗原发病的同时，尽量优化治疗方案，减少肝肾损伤，并积极复查肝肾功能，对应给予保肝护肾治疗。

三、临证心得

1. 首辨虚实，分清标本

脱发应首先辨明是虚证还是实证，是由外感还是内伤致病。司外揣内，因发知受是中医诊察疾病的基本原理，故应在了解患者脱发病因后，根据临床表现整体推测脏腑强弱、气血盈亏、病邪深浅，由主症确定基本治则和基础方，加减药味以兼顾次症。临床上以肝肾阴虚和血虚风燥的证候多见，兼有上焦血热、湿热、血瘀、脾肾阳虚和情志不调、药物损伤的类型。常以四物汤（熟地黄/生地黄）合二至丸为底方，加鸡血藤、黑芝麻、桑葚、桑叶等补精血、乌须发的中药，结合患者中医体质特点和疾病状态综合施治。血虚是虚证脱发的直接病因，故肝血虚甚者应重用鸡血藤、当归、熟地黄等，搭配补肾固精的药物，使肝血速生，毛发生长且坚韧。有基础肾病的患者，应以原发病为本，脱发为标，在治疗过程中先积极治疗原发病，标本兼治。

2. 补肝填肾，五脏同调

治肾而不单补肾。肾精为五脏精气的源泉，而又依赖于五脏精气的充养，所以治疗虚证脱发时，遣方用药以补肾为主。但又不应纯补肾，宜顺应五脏的生理特性，整体调治。脾胃为后天之本、气机升降的枢纽、气血生化之源，主运化饮食水谷为精气血津液，脾胃失健则无营养精微以生发。王教授临证治疗脱发，在补益肝肾的同时兼顾健脾和胃，常在辨证选方后加黄芪、炒白术、炒麦芽之类，以助脾土运化。心主血脉，主行血，临证见心气血不足者，多在基础方中加入丹参、五味子、党参等；兼见久咳、咽干口燥等，属肺气阴两虚者，常加麦冬、北沙参、杏仁、桔梗之类。五脏分属五行，生克制化常相互影响，故临证应思路明晰，抓主要矛盾，在治则基础上变通使用凉血透热、祛风润燥、疏肝解郁等治则灵活用药。

3. 辨体审因，内外兼治

脱发体质的形成与患者的生活起居、饮食习惯、居住环境、所处地域的气候等因素密切相关，可分为血虚、阴虚、阳虚、血热等多种类型。临证中可以从患者的证候表现推断其体质，进一步明确致病因素，从而有利于制订个体化治疗方案。注意病史资料采集的完整性，仔细询问患者有无饮食偏嗜、极端情绪变化及既往服用的药物等。在内服汤药的同时，嘱患者配合中医外治疗法，往往可取得满意的疗效。

四、选方用药特色

1. 扶桑丸

本方出自《医方集解》，药物组成为桑叶、黑芝麻两味药，主治风湿病、虚劳、脱发、白发等肝肾阴虚证。桑叶凉血燥湿而除风，黑芝麻益肾补肝、润脏腑、填精益髓，王教授常以此方治疗脱发。脱发常因肝肾阴虚，血热血燥，发失濡养而作。根据患者证候表现之不同，加减用药，若肝肾阴虚较重，加二至丸或何首乌以凉血滋阴，乌发养阴；若出现阴虚盗汗，加稻根须、黑豆衣、麻黄根以收敛止汗；若出现痤疮等皮肤火旺之症，加连翘、当归、赤小豆、白蒺藜等祛风养血。此方两味药，药简力专，但兼顾面较少，需联合他方以扩大治疗面，增强治疗效果。

2. 五子衍宗丸

本方出自《摄生众妙方》，药物组成为枸杞子、菟丝子、覆盆子、五味子、车前子，主治肾虚精少而致的阳痿早泄、久不生育等症。枸杞子、菟丝子补益肝肾；五味子养阴生津；覆盆子益肾固精；车前子利尿通淋，其甘寒之性配伍其余四药以防收敛太过。王教授临床常用此方补肝肾之阴，或加石斛、墨旱莲、女贞子等加强补肝肾、滋阴之力，或去车前子，加萆薢、石菖蒲以化湿浊，加金樱子、芡实以益精固脱滋阴。

五、验案举隅

验案1　程某，女，61岁，2022年9月14日首诊。

主诉：间断脱发1年，加重两周。

现病史：患者1年前发现脱发，每日呈数十根散落，头发日渐稀疏，未予重视和治疗。两周前无明显诱因出现头发脱落加重，全身乏力，为求系统治疗，遂来就诊。2022年9月10日查免疫全项：IgE 767 IU /ml。生化全项：钾2.61mmol/l，氯90.6mmol/L，空腹血糖7.34mmol/L，乳酸脱氢酶118.8U/L，胆固醇7.73mmol/L，低密度脂蛋白4.77mmol/L。25–羟基维生素D 16.7ng/ml，糖化血红蛋白6.4%。现症见：脱发数缕，乏力多汗，头皮脱屑，心烦不舒，偶感心悸、头晕，口舌干燥，喜凉饮，手足心热，腰膝酸痛，纳差寐差，二便调。舌红，胖大少苔，边有齿痕，脉细略数。

既往史：有糖尿病病史10年，空腹血糖最高7.4mmol/L，规律服用阿卡波糖片1片，每日3次，平素血糖控制尚可。

中医诊断：脱发，消渴病。

证型诊断：肝肾阴虚证。

治则治法：补肝肾，益精血，清虚热。

方药如下：

鸡血藤 30g　酒女贞子 20g　墨旱莲 20g　熟地黄 10g

桑葚 30g　黑芝麻 30g　浮小麦 30g　炒麦芽 20g

菟丝子 20g　五味子 10g　盐沙苑子 20g　当归 20g

川芎 20g　白芍 10g　泽兰 10g　百合 20g

知母 10g　合欢花 10g　桑叶 20g　酒黄精 20g

共 14 剂，水煎服，150ml，早晚分服。

联合西医治疗，给予控制血糖、降血脂、补钾、补充维生素 D 等对症治疗。

二诊：（2022 年 9 月 28 日）：守方服药 14 剂后，患者头发脱落减少，乏力、纳差较前明显改善，怕冷，仍有腰膝酸痛、心烦、睡眠质量差，口干舌燥，二便调。舌淡红苔少，脉沉细。根据患者症状变化，加减药味。

方药如下：

鸡血藤 30g　酒女贞子 20g　墨旱莲 20g　黑芝麻 30g

桑叶 20g　桑葚 20g　酒黄精 20g　当归 20g

盐杜仲 20g　菟丝子 10g　鹿角霜 10g　白扁豆 10 g

百合 30g　知母 10g　合欢花 10g　熟地黄 10g

川芎 20g

共 21 剂，水煎服，150ml，早晚分服。

联用艾司唑仑片，每晚 1 片。

三诊（2022 年 10 月 19 日）：服药 21 剂后，患者脱发和睡眠明显改善，怕冷、腰膝酸软等症状均减轻，午后易出汗，心烦、口干口渴消失,二便调。舌淡红苔薄白,脉弱。

方药如下:

生黄芪20g 炒白术20g 防风10g 鸡血藤30g

酒女贞子20g 墨旱莲20g 菟丝子10g 鹿角霜10g

熟地黄10g 桑叶20g 盐杜仲10g 炒白扁豆10g

浮小麦30g 桑葚20g 当归20g 地骨皮10g

酒黄精20g 山茱萸10g

共14剂,水煎服,150ml,早晚分服。

睡前停用艾司唑仑。

四诊(2022年11月2日):患者脱发症状基本消失,寥寥数根,诸症已平,未诉其他不适,纳可寐安,二便调。舌淡红苔薄白,脉缓。嘱继服中药汤剂7剂,以巩固疗效。

方药如下:

生黄芪20g 炒白术20g 鸡血藤20g 泽兰20g

川芎10g 沙苑子20g 酒女贞子20g 墨旱莲20g

黑芝麻30g 菟丝子20g 桑叶10g 熟地黄10g

桑葚20g 太子参10g 酒五味子10g 麦冬20g

共7剂,水煎服,150ml,早晚分服。

患者于门诊持续治疗两月余,脱发情况显著好转,且血糖控制良好。

验案2 刘某,女,37岁,2023年6月19日初诊。

主诉:脱发5年余,加重两个月。

现病史:患者5年前发现脱发,具体诱因不详,5年中间断反复，近两个月明显加重。现症见：头发干枯易脱落，体型略胖，时有胸闷憋气，白天出汗多，无咳嗽、咳痰，无心前区及后背放射性疼痛，无腹痛、腹泻，痛经，月经周期规律，经量略少，颜色偏深，纳可寐安，大小便正常。舌胖苔白，脉沉细。

中医诊断：脱发。

证型诊断：肝肾亏虚，气虚血瘀证。

治则治法：补肝肾，补气养血。

方药如下：

女贞子 20g　墨旱莲 20g　麦冬 10g　五味子 10g

熟地黄 10g　山药 10g　山茱萸 10g　泽泻 10g

牡丹皮 10g　酒黄精 20g　当归 10g　黑芝麻 30g

浮小麦 30g　稻根须 20g　太子参 10g　瓜蒌 10g

薤白 10g　沙苑子 20g

共 28 剂，水煎服，150ml，早晚分服。

二诊（2023 年 7 月 17 日）：患者诉服药以来，脱发减轻，不感觉胸闷气短，白天仍旧容易出汗，本次月经期间未有疼痛。纳可寐安，大小便正常。舌淡苔白，脉略弦。察患者病情变化，随证加减。

方药如下：

生黄芪 30g　炒白术 20g　女贞子 20g　墨旱莲 20g

鸡血藤 30g　制何首乌 10g　川芎 10g　当归 10g

白芍 20g　炙甘草 10g　熟地黄 10g　黑芝麻 30g

黑豆衣 30g　稻根须 20g　浮小麦 30g　桑葚 20g

共 14 剂，水煎服，150ml，早晚分服。

【按语】肾为先天之本，肾精是气血化生的源泉；肝藏血，疏泄全身气血，条达人体气机。肝肾精血相资互充以补养任脉、冲脉，故精血不足者易脱发。验案 1 患者程某为老年女性，任脉虚，太冲脉衰，气血生化乏源，脏腑、肌肉、皮毛失于濡养，卫气不充，腠理开泄不固，所以出现脱发。患者既往有消渴病史，脾肾两虚，气阴不足，虚热内生，加重了阴津气血的耗竭，故而发落缕缕，头发日渐稀疏，并出现纳眠差、口舌干燥、手足心热、腰膝酸痛等兼症。故首诊以补肝肾精血、清虚热为法，兼调脾胃，养心除烦安神，以归芍地黄汤合二至丸为基础方，滋补肝肾阴血，固本生发。加鸡血藤、桑葚、黑芝麻、酒黄精以增强基础方补肝肾，生精血的作用，缓解腰膝酸痛；泽兰活血化瘀利水，使气血顺畅，补而不滞；乏力多汗多属气阴两虚，配伍菟丝子、浮小麦、五味子、盐沙苑子以涩精固发，不泄为补；心烦口渴，睡眠欠安者，加百合、合欢花、桑叶滋阴除烦，养心安神；纳食不香者，加炒麦芽健运脾胃，助消食化滞。二诊时，患者除脱发外，尚有腰酸、怕冷等肾阳虚症状，稍调药味，去泽兰等。三诊、四诊时，患者脱发明显改善，诸症减轻，故加玉屏风散以增强正气，补虚固表。验案 2 刘某为青年女性，其脱发亦属肝肾阴虚型，以六味地黄丸合二至丸为底方，加麦冬、五味子、酒黄精、黑芝麻、当归补肝肾精血；浮小麦、稻根须、沙苑子益气摄精，固表止汗；太子参、瓜蒌、薤白以补气化痰，行气宽胸。二诊以四物汤合二至丸为基础方，加鸡血藤、制何首乌养血柔肝，桑葚、黑豆衣补肾滋阴止汗，生黄芪、炒白术益气健脾固表。

验案 3 郑某，男，27 岁，2022 年 7 月 12 日首诊。

主诉：脱发 3 个月。

现病史：患者 3 个月前无明显诱因发现脱发较多，天气炎热时尤甚，两侧额角与头顶部位明显，头发油腻，头皮瘙痒多屑。就诊于当地诊所，诊断为"脂溢性脱发"，给予非那雄胺片 5mg，每日 1 片，外用 5% 米诺地尔酊，效果不佳，且对米诺地尔酊出现过敏反应，皮肤瘙痒严重。现症见：头皮瘙痒严重伴脱发，肢体困重，皮肤潮红，口中有异味，烦躁纳差，脘腹胀满不舒，精神倦怠，活动后加重，睡眠尚可，小便可，大便黏滞臭秽、偏稀。舌红苔黄厚腻，脉滑略数。

中医诊断：脱发。

证型诊断：血热夹湿证。

治则治法：凉血透热，行气化湿，疏风止痒。

方药如下：

炙麻黄 10g　连翘 20g　赤小豆 30g　生地黄 10g

川芎 10g　苍术 10g　黄柏 10g　炒薏苡仁 15g

牡丹皮 10g　紫草 10g　白鲜皮 20g　茯苓 20g

土茯苓 30g　木香 10g　炒谷芽 30g　焦山楂 10g

姜厚朴 20g　合欢花 10g

共 14 剂，水煎服，150ml，早晚分服。

二诊（2022 年 7 月 26 日）：患者服药后诉皮肤瘙痒大减，

四肢乏力、困重减轻，无心烦不舒，皮肤颜色恢复正常。洗头仍有少量头发脱落。腹胀减轻，食欲增加，大便日2次，成形。舌淡红苔薄黄，脉濡。

方药如下：

炙麻黄 10g　连翘 10g　赤小豆 30g　当归 20g

川芎 10g　苍术 10g　炒薏苡仁 15g　牡丹皮 10g

白鲜皮 10g　茯苓 20g　土茯苓 20g　炒枳壳 15g

炒白术 10g　炒麦芽 30g　桑叶 10g　桑葚 20g

共 14 剂，水煎服，150ml，早晚分服。

三诊（2022 年 8 月 9 日）：服药 14 剂后，患者自诉脱发基本消失，头皮表层有细发萌出。体力充沛，无头身困重、腹胀等症状。纳可寐安，二便调。舌淡红苔白，脉弦。嘱继服中药汤剂 14 剂，巩固疗效，促进新发生长。

方药如下：

当归 20g　川芎 10g　生地黄 20g　牡丹皮 10g

茯苓 20g　陈皮 15g　炒白术 10g　炒麦芽 30g

炒谷芽 30g　桑叶 10g　桑葚 20g　黑芝麻 30g

太子参 10g　女贞子 20g　墨旱莲 20g　酒黄精 20g

共 14 剂，水煎服，150ml，早晚分服。

【按语】头发位于肌表，劳倦体虚，腠理不固则易受风热、湿热等外邪侵袭。邪气经卫分、气分化热入营血，煎灼耗伤阴血气津或闭阻气机，毛发失于荣养则易脱落，多见于青壮年人群。患者为青年男性，气壮血旺，上焦皮毛受邪后易化热入里，形成血热之证，又因发病于长夏，湿热蒸盛，留恋体表，血热夹湿而致脱发。血热生风化燥，故而头皮瘙痒难耐，皮肤潮红，心烦脉数。湿为阴邪，郁遏阳气则肢体困重，精神倦怠；困滞脾胃气机，枢机不利，升降失常则脘腹胀闷不舒，纳差，口中有异味，大便溏泻臭秽。治宜凉血透热、行气化湿，兼疏风止痒、健脾开胃。故首诊时以麻黄连轺赤小豆汤合二妙散为基础方，宣散透利风热、湿邪。加生地黄、川芎、紫草、牡丹皮凉血清热，上达巅顶；湿停中焦，腹胀溏泻，加茯苓、炒薏苡仁健脾利湿；木香、姜厚朴、合欢花以行气宽中消胀，炒谷芽、焦山楂消食和胃；头皮瘙痒，则加白鲜皮、土茯苓祛风胜湿止痒。二诊时患者瘙痒、湿热之象消减，沿袭前法，稍调药味，加桑叶、桑葚润燥滋肾。三诊时患者脱发渐愈，诸症消退，故以四物汤合二至丸为底方，加酒黄精、黑芝麻等补肾养发，太子参、炒白术、炒谷芽等健脾胃。患者脱发病因明确，年轻体壮，治疗得法，所以连服中药汤剂 1 月余即收成效。

验案 4 吴某，男，52 岁，2023 年 8 月 5 日首诊。

主诉：间断脱发 1 年余。

现病史：患者 1 年前无明显诱因出现脱发情况，间断反复加重。现症见：脱发加重，脚心发凉，畏寒怕冷，腰膝酸痛，夜间睡眠不佳，心烦多梦，易惊醒，自汗盗汗，汗出淋漓，食欲可，大便稀溏，小便色黄量少。舌质淡红，苔白，脉沉弦。

中医诊断：脱发。

证型诊断：脾肾阳虚，心血不足证。

治则治法：温阳补肾健脾，养血滋阴安神。

方药如下：

生黄芪 20g　炒白术 20g　陈皮 10g　升麻 10g

黑芝麻 30g　熟地黄 10g　稻根须 20g　炒酸枣仁 10g

百合 30g　合欢花 10g　盐杜仲 10g　浮小麦 30g

桂枝 10g　酒山茱萸 10g　当归 20g　山药 20g

共 14 剂，水煎服，150ml，早晚分服。

二诊（2023 年 8 月 19 日）：患者夜间睡眠有所改善，脱发较前有所减少，腰痛缓解。晨起口干口渴，仍感觉皮肤潮湿出汗。食欲不振，大小便正常。根据患者症状调整药味。

方药如下：

生黄芪 60g　炒白术 10g　酒山茱萸 10g　浮小麦 40g

熟地黄 10g　稻根须 20g　黑豆衣 20g　黑芝麻 20g

山药 20g　茯苓 20g　炒芡实 10g　制巴戟天 10g

升麻 10g　葛根 20g　生龙骨 20g　生牡蛎 20g

合欢花 10g　生山楂 10g

共 14 剂，水煎服，150ml，早晚分服。

此后复诊时，患者自觉疗效尚可，继服 7 剂以巩固。

【按语】头为精明之府，诸阳之会。手足太阳经、阳明经、少阳经循行皆上达于头面部，主升清阳，滋养灌溉头面诸官窍，使耳聪目明，神志清楚，头发秀丽而有光泽。若阳气虚弱，无力上行头面，或经络、三焦壅塞不通，都可影响阳气温煦、固摄、充养毛发的功能。脾胃为五脏六腑之海，是人体气血生成的来源。脾胃吸收的水谷清气在肾中元阳的推动下，循经脉、三焦通路至周身百骸、内外上下，故脾肾亏虚导致毛发疏松易脱落。患者为中年男性，阳气衰惫，失于温养形体、固摄精微则导致脱发、畏寒怕冷、脚心发凉、自汗盗汗。肾阳虚，腰府失荣，腰膝酸痛，脉沉弦。脾失健运，则大便稀溏。中焦虚，化源不足，营卫失和，阴阳两虚则心烦多梦，惊惕不安。治以温阳补肾健脾，养血滋阴安神。首诊以补中益气汤合金匮肾气丸加减，健脾气温肾气。加炒酸枣仁、黑芝麻补肝肾精血，养心安神；百合、合欢花解郁除烦，宁心安神；盐杜仲、浮小麦、稻根须强腰膝，益气固精敛汗。二诊患者睡眠改善，汗多、口干口渴欲饮为津液不足之象，应以补脾益肾、固精生津为要。故在首诊方药基础上，去百合、炒酸枣仁，加生龙骨、生牡蛎、炒芡实以健脾固精；加葛根、生山楂以疏肝脉，生津液；加黑豆衣滋阴养血，止汗出，清虚热；制巴戟天功同盐杜仲，补肾强腰助阳。

验案5 黄某，男，42岁，2023年6月19日首诊。

主诉： 间断脱发半年余。

现病史： 患者半年前洗发时发现头发脱落，反复不断。现症见：头发干枯、稀疏，容易脱落，头皮瘙痒，多白色皮屑，可见3处类圆形脱发斑，大小不一，局部头皮显露。皮肤出汗多，时常感觉憋气、气短乏力，肚脐怕风，纳眠可。舌淡胖有齿痕，舌苔光剥，脉沉弦。血压118/78mmHg。

中医诊断： 斑秃（油风）。

证型诊断：血虚风燥证。

治则治法：滋阴补肝，活血祛风。

方药如下：

熟地黄 20g　当归 20g　炒白术 10g　白芍 10g

生黄芪 30g　防风 10g　秦艽 10g　蝉蜕 6g

黑豆衣 30g　生龙骨 20g　生牡蛎 20g　炒麦芽 20g

黑芝麻 30g　桑葚 20g　鹿角霜 10g　白鲜皮 10g

鸡血藤 20g　川芎 10g　仙茅 10g　炙淫羊藿 10g

女贞子 20g　墨旱莲 20g

共 21 剂，水煎服，150ml，早晚分服。嘱患者用生姜汁、生侧柏叶汁点蘸患处，以增强疗效。

二诊（2022 年 7 月 31 日）：患者服药后脱发情况稍缓解，显露处边缘有少量细软毛发生出，诉少腹怕冷，纳可，小便频数色清，大便通畅。查甲状腺彩超，提示甲状腺结节（3 度）。生化全项：γ-谷氨酰基转肽酶 98U/L，血清总胆固醇 4.64mmol/L，甘油三酯 1.67mmol/L。舌胖有齿痕，苔淡白，脉弦。

西医诊断：斑秃，肝损伤。

中医诊断：斑秃（油风）。

证型诊断：脾虚失健。

治则治法：滋阴补肝，活血祛风。

方药如下：

①多烯磷脂酰胆碱胶囊（易善复），2 粒 / 次，每天 3 次，以改善肝功能。

②生黄芪 20g　炒白术 10g　盐小茴香 10g　酒五味子 10g

白芍 10g　熟地黄 10g　白鲜皮 10g　墨旱莲 20g

女贞子 20g　炒麦芽 20g　炒谷芽 20g　焦山楂 20g

炒芡实 10g　当归 20g　绞股蓝 10g　盐杜仲 10g

共 14 剂，水煎服，150ml，早晚分服。继续外用生姜汁、生侧柏叶汁。

【按语】与肝肾阴虚型脱发相似，血虚风燥型亦存在精血亏虚的病理基础。不同的是，后者同时还有风邪或内风作祟。风为百病之长，善行多变，易袭阳位。阴虚阳动，气血亢燥，内外风杂至，日久生热化火，风热循经脉上犯巅顶，腠理开张不固，毛发枯槁，数根甚至成片状脱落。患者为中年男性，素体气血两亏，故头皮失养而干枯脱发，时常气短乏力，舌苔光剥。毛孔开张，皮肤出汗多，受风怕风，脱发量多而形成斑痕。风热上行头皮，则瘙痒多白屑。以滋阴补肝、活血祛风为法，首诊用四物汤合二至丸为底方，加玉屏风散益气固发；秦艽、蝉蜕、白鲜皮祛风止痒；生龙骨、生牡蛎、黑豆衣敛阴止汗；炒麦芽、鸡血藤鼓舞气血生成，养肝血；黑芝麻、桑葚补肾精；仙茅、鹿角霜、炙淫羊藿补肾助阳，益精血。

验案 6　王某，女，39 岁，2023 年 12 月 25 日首诊。

主诉：脱发两个月。

现病史：患者两个月前无明显诱因出现脱发，未予系统诊疗，自述头发较前稀疏，无斑片状脱落，拉发实验阴性。现症见：发量减少，头屑不多，油性发质，无头皮瘙痒，月经规律，量可，经期 5 天，纳可，寐安，二便调。舌淡红苔薄白腻，脉沉滑。

中医诊断：脱发。

证型诊断：肝肾亏虚，脾虚湿盛证。

治则治法：补益肝肾，健脾除湿。

方药如下：

川芎 10g　生黄芪 20g　炒白术 10g　黑芝麻 30g

桑叶 20g　桑葚 20g　当归 10g　熟地黄 10g

杜仲 10g　川断 10g　浮小麦 30g　制何首乌 10g

山药 10g　山茱萸 10g　玄参 10g　白扁豆 10g

共 14 剂，水煎服，150ml，早晚分服。

【按语】患者为中青年女性，"女子五七，阳明脉衰，面始焦，发始堕"，阳明经多气多血，气血逐渐亏虚，肝藏血，肾藏精，肝血不足，肾精亏虚，发不得养，故脱发；脾失健运，水液运化失职，水湿停滞，故头发油脂增多。本方以当归、川芎、熟地黄补血养血活血；山茱萸、熟地黄、杜仲、川断补益肝肾，益精填髓；生黄芪、浮小麦、炒白术、白扁豆、山药益气健脾除湿；黑芝麻、桑叶、桑葚、制何首乌滋养肝肾，益血乌发；玄参养阴。全方共奏养肝血，益肾精，健脾除湿，乌发生发之功。

六、预防调护

1.起居适宜，作息规律

随着社会发展，现代人生活节奏较过去更快，很多人处于虚弱、疲乏的状态。频繁熬夜和过重的工作负担会加快人们肾精、气血、津液的损耗，产生脱发或使脱发加重。遗传性脱发患者多因先天精血不足，更应重视后天调护，培补肾精，健运脾胃以资先天。因此，脱发患者应养成良好的生活习惯，规律作息，避免伤精耗血。

2. 情绪稳定，心态平和

中医认为，怒则气上，喜则气缓，悲则气消，思则气结，惊则气乱，恐则气下。由于现代人受各方面压力的影响，临床上情志致病越来越常见。脱发与长期的不良情绪活动关系密切，尤其多见于斑秃。焦虑、悲伤等消极情绪会使气机运行失常，导致脏腑气血不和，腠理不固而脱发。患者应保持恬淡平和的心态，精神内守，志闲少欲，使气血升降顺畅，身心健康稳定。

3. 规避外邪，增强体质

《黄帝内经素问·上古天真论篇》在介绍养生长寿的方法时提道："虚邪贼风，避之有时。"告诫人们要顺应自然天时，随四季变化加减衣物，防止外邪乘虚而入。实证和虚实夹杂类脱发均可有外邪因素作祟，故脱发患者应注意防护，不贪凉饮冷，避免感受风热、湿热等病邪。

4. 多元饮食，合理搭配

水谷精微是毛发生长的营养来源，健康的饮食习惯为保养头发提供了物质基础，反之不健康的饮食习惯也为身体留存了疾病隐患。脱发患者日常饮食应种类丰富、合理搭配、营养清淡，少吃油腻、辛辣刺激等食物，并养成规律的进餐习惯。

5. 积极治疗，合理用药

患脱发后，应保持积极的心态配合医生治疗，切勿病急乱投医，不要擅自服用保健品、偏方等，避免造成肝肾损伤而延误、加重病情。

整理者：陈晓童、张婉钰

痹证

痹证是由风、寒、湿、热等外邪侵袭人体，发生的以肢体筋骨、关节、肌肉等处疼痛、酸楚、重着、麻木，或关节屈伸不利、僵硬、肿大、变形及活动障碍为主要表现的病证。现代医学中痛风、风湿性关节炎、类风湿关节炎、强直性脊柱炎、骨性关节炎均归属其中。

《黄帝内经》中提及"五脏痹"（"肺痹""心痹""肝痹""肾痹""脾痹"）及"五体痹"（"骨痹""筋痹""脉痹""肌痹""皮痹"）。《黄帝内经素问·痹论篇》曰："风寒湿三气杂至，合而为痹也。"

《丹溪心法》中提及"遍身骨节疼痛，昼静夜剧，如虎啮之状，名曰白虎历节风"。

一、病因病机

王教授认为痹证的病因病机多为风、寒、湿、热邪侵袭人体，阻滞经络、肌肉、关节、筋骨，不通则痛；久病则耗伤气血，正气不足，肝、脾、肾亏虚，不荣则痛。本病病位在肝、脾、肾，本虚标实夹杂，相互转化，导致筋脉拘急、屈伸不利，合而为痹。

1. 标实之至，不通则痛

《黄帝内经素问·痹论》云："风寒湿三气杂至，合而为痹也。"久居湿冷之地、冒雨涉水、贪凉露宿、睡卧当风、水中作业等易导致外邪侵袭体表，泛溢皮肤，引起经脉痹阻，气血运行不畅。其中风邪胜者，风善行而数变，关节呈游走性疼痛，为"行痹"；寒邪胜者，寒主收引凝滞，痛势较剧，痛有定处，为"痛痹"；湿邪重者，湿邪重着、黏滞，肌肉酸楚、疼痛，肌肤麻木不仁，或有肿胀，为"着痹"；热邪甚者，热邪燔灼急迫，伤津耗气，局部灼热红肿，得热则舒，为"热痹"。风、寒、湿、热等病邪侵袭人体，经脉不通，不通则痛，故发为痹证。

2. 脏腑亏虚，不荣则痛

禀赋不足、劳逸失调、过食肥甘厚腻、忧思日久、年老精亏，或痹证日久，会导致病邪由表入里，耗伤气血，损及肝、脾、肾。肝血亏虚，则筋脉拘急、屈伸不利；脾气亏虚，则水湿运化不利，痰浊内生，痹阻经络；肾精亏虚，则卫外不固，易受外邪侵袭。正气亏虚，虚则无以荣养筋脉，不荣则痛，发为痹证。

3. 久病入脏，而成"五脏痹"

痹证经久不愈，病邪由经络传至脏腑，出现脏腑痹之证候，损伤其他脏器，导致肺系、心系等其他系统疾病。《黄帝内经素问·痹论》云："五脏皆有合，病久而不去者，内舍于其合也。故骨痹不已，复感于邪，内舍于肾；筋痹不已，复感于邪，内舍于肝；脉痹不已，复感于邪，内舍于心；肌痹不已，复感于邪，内舍于脾；皮痹不已，复感于邪，内舍于肺。所谓痹者，各以其时重感于风寒湿之气也。"

二、辨证论治

王教授认为，痹证多以关节疼痛、屈伸不利为主，病因无外乎外邪侵袭人体，经脉痹阻，气血运行不畅，导致的"不通则痛"；以及正气耗伤，气血亏虚、肝肾不足导致的"不荣则痛"。故临床治疗痹证先辨别虚实，实则泻之，虚则补之。治疗实证则根据风寒湿袭表、湿热蕴表、热毒内蕴等不同证型分证治之；虚证多为正虚邪实，在补益肝脾肾、补益气血的同时，还需祛邪外出，补虚泻实，共奏宣痹止痛之功。

1. 风寒湿痹阻证

王教授认为，痹证的常见病因即为风、寒、湿侵袭人体，或其中一种邪气致病，或二三者兼之，致使经络痹阻，气血运行不畅，不通则痛，治以祛风除湿止痛。其中风邪盛者，肢体关节疼痛、屈伸不利，疼痛呈游走性，治以祛风通络、胜湿止痛，王教授临床常以防己黄芪汤加减治疗；寒邪重者，疼痛较剧，痛有定处，遇寒痛甚，治以祛风散寒、除湿止痛，王教授常用乌头汤加减治疗；湿邪重者，肢体关节、肌肉酸楚重着，肌肤麻木不仁，或有肿胀，治以除湿通络、宣痹止痛，王教授常用蠲痹汤治疗。

2. 风湿热阻络证

风湿热邪侵袭人体，热则灼伤阴液，局部关节红肿热痛，得冷则舒，治以清热除湿、通络止痛，可选用麻杏薏甘汤加减治疗。若湿热下注，具体表现以下肢关节肿胀疼痛、屈伸不利为主，治以四妙散加减。若湿热伤阴，有以明显的津亏为主的表现，王教授常选用桂枝芍药知母汤治疗。

3. 湿热浊毒，闭阻经络证

王教授博览古籍经典，师从多位名医，集百家所长，结合数十年临床经验，总结出自拟降尿酸方（土茯苓45g、地肤子10g、萆薢20g、石菖蒲10g、益智仁10g、威灵仙10g、秦皮10g、山慈菇5g），用于湿热浊毒闭阻经络导致的痹证。方中土茯苓、山慈菇清热解毒，地肤子清热利湿，萆薢、石菖蒲利湿泄浊，威灵仙、秦皮祛风湿止痛，益智仁温补脾肾，全方共奏清热解毒、利湿降浊之功效。若关节红肿热痛较甚，小便赤痛，甚至出现血尿，辨证为热毒内蕴，临床常以自拟降尿酸方合四妙勇安汤或仙方活命饮治疗；若浊毒较甚，痹阻经脉，出现关节周围皮肤紫暗，皮下有硬结，同时也可出现小便赤痛、血尿等症状，辨证为浊毒闭阻，可选用自拟降尿酸方合红花七厘散。

4. 气虚血瘀，筋脉痹阻证

患者平素体虚，抑或久病迁延不愈而致气虚，经络气血不通，久滞成瘀，临床症见患处麻木疼痛、皮色紫暗、身倦乏力，辨证为气虚血瘀，临床常用黄芪桂枝五物汤治疗。王教授在运用此方时常配合藤类药物或虫类药物，以加强活血化瘀之功效。

5. 肝肾亏虚，气血不足证

患者痹证日久，损及肝肾，气血不足，不荣则痛，表现为腰膝疼痛、肢体屈伸不利或麻木不仁、畏寒，辨证为肝肾亏虚，经脉痹阻，临床可使用独活寄生汤治疗。

三、临证心得

1. 临床总结，自拟验方

王教授认为，痹证急性发作时局部红肿热痛、活动受限，当属于"热痹"范畴，其病理因素为"湿热""痰浊""瘀血"，以标实为主，当急则治其标，再配合解毒泄浊之品，如土茯苓、山慈菇、萆薢等，共奏清热利湿、泄浊解毒、宣痹止痛之效。基于此，王教授总结出临床经验用方自拟降尿酸方（土茯苓45g、地肤子 10g、萆薢 20g、石菖蒲 10g、益智仁 10g、威灵仙10g、秦皮 10g、山慈菇 5g），用于湿热浊毒闭阻经络导致的痹证，并进行临床加减，颇具成效。

2. 善用藤药，通经活络

王教授善用藤类药以通经络。《本草便读》云："凡藤蔓之属，皆可通经入络，盖藤者缠绕蔓延，犹如网络，纵横交错，无所不至，其形如络脉。"《本草纲目》云："藤类药物以其轻灵，易通利关节而达四肢。"临床以藤类药物外形之细长，容易向外延伸生长，如同人体之经络向四方蔓延，取象比类，藤类药物在人体中可以顺着经络循行方向蔓延生长以疏通经络，常用药物有红藤、络石藤、鸡血藤、忍冬藤、青风藤、威灵仙、桑枝、木瓜等。

3. 巧用虫药，通痹止痛

王教授临床上巧用虫类药以搜剔通络，通痹止痛。虫类药为血肉有情之品，相对于草类、矿物类药物而言更易被人体吸收，且虫类药善走行，具有搜剔通络之功效，对于气血经络不通，不通则痛之痹证具有奇效。但需注意分清病情轻重，循序渐进，不可用量过大，以致耗伤气血。常用药物有蝉蜕、地龙、僵蚕、土鳖虫、全蝎、蜈蚣、水蛭、乌梢蛇等。

4. 把握用量，合理煎服

准确把握乌头用量，大胆而不失严谨。《神农本草经》言乌头："其汁煎之，名射罔，杀禽兽。"《本草经集注》云："味辛、甘、温、大热，有大毒。"故临床使用乌头时需格外谨慎。但若炮制得当，乌头可在治疗痹证方面发挥奇效。王教授临床使用乌头汤治疗痛痹时，通常选用毒性较小的川乌，亦可选用川乌、草乌各半，但总用量不能超过 6g。在炮制时至少保证酒煎 1 小时，同时亦可使用炙甘草为佐制药，在保证药效的前提下最大可能消除乌头的毒性。

四、选方用药特色

1. 桂枝芍药知母汤

本方出自《金匮要略》，药物组成为桂枝、白芍、知母、炙甘草、生姜、麻黄、白术、防风、制附子，主治肢节疼痛之风湿历节病。方中桂枝、麻黄解肌发表，驱散在表之风寒，同时桂枝解肌，则腠理之风寒亦能随汗孔开而走；制附子大热大辛，温壮肾阳，散在里之风寒，沿关节经络走窜祛风，则里寒得解；白术健脾化湿；防风为风药中之润剂，可散外风、祛内风，内外兼治，此为治本；生姜、炙甘草调和缓解；白芍、知母滋阴清热，反佐诸辛热之药，以防大热伤阴，同时，白芍与炙甘草为芍药甘草汤，缓急止痛，治疗关节疼痛，此为治标，标本兼治，则诸症能除。王教授常用此方治疗痛风急性发作，中医属痹证，症见四肢关节红肿热痛，难以屈伸，疼痛难忍，不能行走。若其人口苦、口臭、小便黄赤、舌红苔黄腻、脉滑数，此为湿热蕴积胃肠，加藿香、佩兰、荷叶、蚕沙、槐花、枳壳、草果等；肢体沉重、头目昏蒙、舌苔厚腻者，此为痰浊阻闭之象，加陈皮、半夏、豆蔻、茯苓、砂仁健脾利湿化痰；刺痛、痛处固定、肌肤不仁、舌暗、舌下脉络青紫怒张者，为瘀血阻络之象，常用丹参、牛膝、鸡血藤、川芎、鬼箭羽等药来活血化瘀止痛。

2. 黄芪桂枝五物汤

本方出自《金匮要略》，是为桂枝汤之变方，由桂枝汤去甘草加黄芪而成，主治血痹虚劳重症。症见肢体疼痛、肌肤不仁等。方中桂枝汤本为发汗解肌之药，配伍黄芪，增强其扶正温阳之力，同时利用黄芪走表之性，解决肌肤不仁之症，重用生姜以温脾化湿，全方共奏解肌发表、通经活络之功。

3. 防己黄芪汤

本方出自《金匮要略》，药物组成为防己、黄芪、白术、甘草、生姜、大枣，主治风水表虚之水肿证。症见汗出恶风，小便不利，肢体疼痛。方中防己利水消肿；黄芪补气固表利水；白术益气健脾，利水除湿；甘草、生姜、大枣健胃和中，调和营卫，使营卫和，则卫表固、营阴充。王教授常应用此方治疗肾病综合征、慢性肾小球肾炎为主的水肿病，当患者出现风水水肿兼风寒湿痹证之时，加络石藤、威灵仙、羌活、独活等药解表止痛、通经活络。

4. 独活寄生汤

本方出自《备急千金要方》，药物组成为独活、桑寄生、杜仲、牛膝、细辛、秦艽、茯苓、肉桂心、防风、川芎、人参、甘草、当归、芍药、干地黄，主治痹证日久，肝肾亏虚、气血两虚证。方中独活散风寒、止痹痛，尤善治下焦痹痛；细辛辛温散风通络，搜剔少阴之风寒；秦艽、防风祛风除湿；肉桂心温里散寒；桑寄生、杜仲、牛膝补肝肾，强筋骨，祛风湿，加强前药之力；当归、芍药、川芎、干地黄取四物汤之意，风寒湿久居关节经络，耗伤气血，损伤肝肾，则正气愈虚，邪气愈强，故以四物养血祛风，此之谓"治风先治血，血行风自灭"；人参、甘草、茯苓益气调中，养正祛邪。王教授在运用此方时，除上述药物以外，对痹证日久，不仅肝肾亏虚，脾胃亦常虚，故去干地黄之滋腻碍胃之性，辅以玄参、生地黄等清补之品；对肝肾常阴亏者，常辅以石斛、麦冬、墨旱莲、女贞子、山茱黄等滋补肾阴；对痹证关节疼痛较重者，加藤类药如威灵仙、络石藤、鸡血藤、青风藤等祛风通络、养血止痛，或加续断、菟丝子、沙苑子等以增强补肾之力；若肾阳亏虚，则加淫羊藿、仙茅、巴戟天等温补肾阳；若乏力气短，胸闷心慌，可加麦冬、五味子、党参以合生脉散之意，补气养阴，缓解症状；若胸闷伴咳嗽痰多、舌苔白腻等痰浊之证，加瓜蒌、薤白、杏仁、清半夏、橘红、陈皮、浙贝母等宽胸散结、通阳宣痹、化痰行气。

5. 麻杏薏甘汤

本方出自《金匮要略》，药物组成为麻黄、杏仁、炙甘草、薏苡仁四味药，主治风湿一身尽疼，发热，日晡所剧者。病机属风湿在表，阻滞经络，故需祛除在表之风湿之邪，方中麻黄散风邪，杏仁宣肺卫，薏苡仁化湿和中，炙甘草加强除湿和中之效。王教授在运用此方时，常配伍防风、羌活、细辛等增强辛温发散之力，以助祛风邪；配伍砂仁、厚朴、藿香、佩兰、苍术、白术等化湿和中、燥湿健脾，以助祛湿邪。同时，加羌活、独活、葛根、豨莶草、秦艽、威灵仙、忍冬藤、鸡血藤等通络散风通络、活血止痛。

五、验案举隅

验案1 赵某，女，31岁，2022年7月4日首诊。

主诉： 关节疼痛1月余。

现病史： 患者1个多月前因吹冷风后出现关节疼痛、屈伸不利，清晨出现"晨僵"现象，遂来就诊。否认糖尿病、高血压病、冠心病等病史。2022年7月4日查风湿四项示：抗链球菌溶血素551IU/ml、类风湿因子38IU/ml；、红细胞沉降率28mm/h。尿常规示：尿潜血＋，余正常。现症见：神清，精神可，关节疼痛，屈伸不利，睡醒及受冷风后加重，乏力，浑身有紧绷感，纳少，眠尚可，二便调。舌暗苔薄白，脉沉涩。

中医诊断：痹证。

证型诊断：气虚血瘀，筋脉痹阻证。

治则治法：益气活血，荣筋通络。

方药如下：

生黄芪20g　桂枝10g　白芍10g　炙甘草10g

鸡血藤30g　女贞子20g　墨旱莲20g　杜仲20g

浮小麦30g　木瓜10g　豨莶草30g　青风藤20g

忍冬藤20g　炒白术20g　防风10g　大枣5枚

共14剂，水煎服，150ml，早晚分服。

二诊（2022年7月18日）：患者关节疼痛、晨僵现象稍有减轻，仍有乏力、关节屈伸不利等症状，腰部冷痛，纳少，眠较差，二便调。舌淡苔薄白，脉沉涩。

方药如下：

生黄芪20g　炒白术20g　桂枝10g　白芍10g

炙甘草10g　鹿角霜10g　山茱萸10g　菟丝子20g

浮小麦40g　百合30g　合欢花10g　巴戟天10g

仙茅10g　淫羊藿10g　山药20g　党参10g

炒麦芽30g　远志10g

共 14 剂，水煎服，150ml，早晚分服。

三诊（2022 年 8 月 1 日）：患者无晨僵现象，关节偶有隐痛，腰部冷痛缓解，睡眠改善，二便调。舌淡苔薄白，脉弦。

生黄芪 30g　炒白术 20g　桂枝 10g　白芍 10g

鹿角霜 10g　菟丝子 10g　鹿衔草 10g　巴戟天 10g

合欢花 10g　炒白扁豆 10g　蜜枇杷叶 10g　远志 10g

丹参 10g　茯苓 10g　泽兰 20g　山茱萸 10g

共 14 剂，水煎服，150ml，早晚分服。

四诊（2022 年 8 月 15 日）：患者复查风湿四项示大致正常，无其他不适，嘱患者避风寒，畅情志，适当运动，清淡饮食，定期复查，不适随诊。

【**按语**】患者为中年女性，素体气血亏虚，因夏日贪凉，吹入过多冷风，风寒湿邪入侵，气虚无以抵抗外邪，无力推动血液运行，瘀血阻络，不通则痛，故关节疼痛、屈伸不利，诊断为痹证。辨证为气虚血瘀，筋脉痹阻证。治以益气活血，荣筋通络，选用黄芪桂枝五物汤加减治疗.生黄芪、桂枝益气温阳而活血通络；白芍养血柔肝、缓急止痛；浮小麦、炒白术健脾益气；防风祛内外风邪；加入鸡血藤、木瓜、豨莶草、忍冬藤等藤类药物以增强活血通络之功效；女贞子、墨旱莲、杜仲温肾阳，强筋骨、止痹痛；炙甘草、大枣调和诸药，使药性更加平和。二诊患者诸症缓解，但腰部冷痛较为明显，加之睡眠稍差，故选用黄芪桂枝五物汤加入鹿角霜、山茱萸、菟丝子、巴戟天、仙茅、淫羊藿等以温补肾阳；浮小麦加量，配合百合、合欢花、远志等养心安神；山药、党参、炒麦芽健脾益气。三诊患者上述症状均改善，故将藤类药物改为药效相对平和的丹参、泽兰等以活血化瘀、炒白扁豆、蜜枇杷叶以益气健脾。

验案 2 恽某，男，34 岁，2023 年 5 月 19 日首诊。

主诉：右跖趾关节红肿疼痛 7 天。

现病史：患者 7 天前无明显诱因出现右跖趾关节红肿疼痛，遂来就诊。既往有痛风病史 10 年，间断口服非布司他片 40mg，Qd，否认其他病史。2023 年 5 月 19 日查生化全项：血肌酐 99μmol/L，血尿酸 624μmol/L，甘油三酯 1.14mmol/L。现症见：神清，精神可，右跖趾关节红肿疼痛，影响行走，纳眠可，小便稍混浊，大便正常。舌红苔黄腻，脉弦。

中医诊断：痹证。

证型诊断：风湿热痹，闭阻经络证。

治则治法：清热利湿，通络止痛。

方药如下：

桂枝 10g　白芍 10g　知母 10g　细辛 3g

忍冬藤 20g　青风藤 20g　苍术 10g　黄柏 10g

薏苡仁 30g　怀牛膝 10g　草薢 20g　石菖蒲 10g

山慈菇 5g　威灵仙 10g　川芎 20g　络石藤 20g

共 14 剂，水煎服，150ml，早晚分服。

二诊（2023 年 6 月 2 日）：患者红肿疼痛缓解，纳眠可，小便稍混浊，大便正常。舌红苔黄腻，脉弦。

方药如下：

草薢 30g　石菖蒲 10g　乌药 10g　益智仁 10g

怀牛膝 10g　苍术 10g　黄柏 10g　薏苡仁 20g

山慈菇 5g　土茯苓 30g　地肤子 10g　水蛭 3g

连翘 10g　浙贝母 10g　泽兰 20g　炒栀子 10g

共 14 剂，水煎服，150ml，早晚分服。

三诊（2023 年 6 月 16 日）：复查血尿酸 317μmol/L，患者右跖趾关节疼痛明显减轻，较少发作。舌淡红苔黄腻，脉弦。

方药如下：

草薢 30g　石菖蒲 10g　乌药 10g　益智仁 10g

怀牛膝 10g　苍术 10g　黄柏 10g　薏苡仁 20g

山慈菇 5g　土茯苓 30g　地肤子 10g　水蛭 3g

连翘 10g　浙贝母 10g　泽兰 20g　牡丹皮 10g

共 14 剂，水煎服，150ml，早晚分服。

患者服药后未再出现关节红肿疼痛现象，症状好转。

【按语】患者为中年男性，既往有痛风性关节炎病史，首诊时为痛风急性发作，湿热壅盛，经络痹阻，不通则痛，故右跖趾关节红肿疼痛。急则治其标，清热利湿，通络止痛，故用桂枝芍药知母汤加减。方中桂枝温通经脉，调和营卫；白芍、知母养阴清热、和血止痛；细辛通痹止痛；忍冬藤、青风藤、络石藤活血通络；川芎行气活血；苍术、黄柏、薏苡仁、怀牛膝、草薢、石菖蒲、山慈菇、威灵仙清热利湿。二诊及三诊时患者疼痛缓解，小便混浊，故用自拟降尿酸方加减以清热解毒、利湿泄浊，四妙散以清利下焦湿热，水蛭、泽兰、牡丹皮以活血通络。

验案3 马某，女，42岁，2023年5月8日首诊。

主诉：双膝关节红肿疼痛3周。

现病史：患者3周前无明显诱因出现双膝关节红肿疼痛，未予重视及系统诊治，3周以来疼痛未曾缓解，故前来就诊。患者既往有高血压病史5年，否认其他病史。现症见：神清，精神可，双膝关节红肿疼痛，畏寒，腰酸，乏力，纳眠可，大便干，小便正常。舌淡苔白，脉弦细。

中医诊断：痹证。

证型诊断：肝肾亏虚，经脉痹阻证。

治则治法：补益肝肾，利湿止痛。

方药如下：

独活20g　桑寄生20g　秦艽20g　防风10g

细辛3g　川芎10g　佛手10g　枳壳20g

紫苏梗20g　玫瑰花10g　瓜蒌20g　金银花10g

连翘10g　牛蒡子20g　紫苏叶10g　蜜枇杷叶20g

共14剂，水煎服，150ml，早晚分服。

二诊（2023年5月22日）：患者膝关节疼痛缓解，畏寒减轻，仍有腰酸，纳眠可，大便不干，小便正常。舌淡苔白腻，脉弦细。

方药如下：

生黄芪30g　桂枝10g　白芍10g　甘草10g

细辛 3g　鹿角霜 10g　木瓜 10g　鸡血藤 20g

鹿衔草 10g　浮小麦 20g　佩兰 10g　炒白扁豆 10g

忍冬藤 20g　青风藤 20g　豨莶草 20g　桑叶 10g

共 14 剂，水煎服，150ml，早晚分服。

三诊（2023 年 6 月 5 日）：患者上述症状明显好转，纳眠可，二便调。舌淡苔白，脉弦。

方药如下：

生黄芪 30g　桂枝 10g　白芍 10g　炙甘草 10g

当归 20g　片姜黄 10g　葛根 10g　独活 10g

桑寄生 10g　秦艽 20g　防风 10g　细辛 3g

威灵仙 10g　木瓜 10g　鸡血藤 30g　忍冬藤 20g

共 14 剂，水煎服，150ml，早晚分服。

服药后患者症状明显改善，嘱避风寒，畅情志，规律作息及饮食，不适随诊。

【**按语**】患者为中年女性，既往有高血压病史。患者素体亏虚，肝肾不足，故畏寒，气血亏虚，无力推动气血运行，故经脉痹阻，不荣则痛。治疗当补益肝肾、通痹止痛。选用独活寄生汤加减治疗。方中独活、桑寄生、秦艽祛风胜湿止痛；川芎、佛手、枳壳、紫苏梗、玫瑰花行气活血；瓜蒌温阳止痹痛，防风、金银花、连翘、牛蒡子、紫苏叶疏风散寒，调畅气机。二诊患者肝肾亏虚症状改善，故偏重于活血通络、利湿泄浊，改用黄芪桂枝五物汤加减，配合细辛温阳散寒，鹿角霜温补肾阳，木瓜、鹿衔草、佩兰、炒白扁豆、豨莶草、桑叶利湿泄浊，鸡血藤、忍冬藤、青风藤活血通络。三诊患者症状较前好转，原方基础上加片姜黄、葛根解肌止痛，当归养血活血。

六、预防调护

1. 避免感受风寒湿热之邪。本病多由风寒湿热邪气侵袭人体导致，故平时需注意规避虚邪贼风，若遇到阴冷天气或潮湿天气，应注意保暖及保湿，防止邪气入侵人体。

2. 适当运动。本病多为本虚标实，故调护人体正气尤为重要，平时在身体条件允许的情况下多锻炼，提高免疫力，正气充足则邪气不容易入侵人体，可减少患病的概率。

3. 病后调护。痹证患者临床常合并高尿酸血症，故在饮食上需注意低嘌呤饮食，以防止尿酸过高。若尿酸控制较差可配合降尿酸药物治疗。同时需要定期复查肾功能及免疫功能，不适随诊。

整理者：徐艺璇

腰痛

腰痛是以腰脊或脊旁部位疼痛为主要表现的病证，或伴有下肢放射痛、麻木和无力等症状。腰痛可表现在多种疾病中，西医中的腰脊纤维炎、强直性脊柱炎、腰椎骨质增生、腰椎间盘病变、腰扭伤、腰肌劳损等病变均属于本病范畴。《黄帝内经素问·脉要精微论》中提出："腰者，肾之府，转摇不能，肾将惫矣。"《金匮要略·五脏风寒积聚病脉证并治》中记载："肾着之病，其人身体重，腰中冷，如坐水中，形如水状……身劳汗出，衣里冷湿，久久得之，腰以下冷痛，腹重如带五千钱，甘姜苓术汤主之。"《三因极一病证方论·腰痛绪论》中写道："夫腰痛，虽属肾虚，亦涉三因所致。在外则脏腑经络受邪，在内则忧思恐怒，以至房劳坠堕，皆能致之。"《丹溪心法·腰痛》指出："腰痛主湿热，肾虚，瘀血，挫闪，有痰积。"

一、病因病机

王教授继承经典，并在临床中观察、实践，总结出腰痛的病因不外乎外感、内伤、跌仆外伤三方面。本病病位在肾，与肝、脾两脏亦相关。风、寒、湿、热等外邪侵袭人体，邪阻经络，经络气血瘀滞，不通则痛；肾精亏虚，气血无以濡养腰部经络，腰府失养；跌仆外伤，损伤腰络，瘀血留滞，故发为腰痛。

1. 外感六淫，侵袭肌体

患者久居湿冷或湿热之地，或夏日贪凉，或冒雨外出，或劳汗当风，感受虚邪贼风，导致风、寒、湿、热等邪气入侵人体，痹阻经脉，腰部气血不通，不通则痛，发为腰痛。临床表现为腰部疼痛较为剧烈，偏于寒者，腰部冷痛，阴雨天加重；偏于热者，腰部热痛，暑湿天加重，活动后或可减轻。

2. 肾精亏虚，腰府失养

肾为先天之本，主骨而生髓，肾精充沛则腰府得以濡养，周身气血通畅；年老体虚，或劳逸失常，导致肾精亏虚，气血无法充盈腰府，腰府失养，不荣则痛，故而腰痛。临床多表现为腰部隐痛，病情缠绵，全身一派虚象。

3. 跌仆外伤，损伤腰络

腰部姿势不当，或跌仆闪挫，牵扯腰部，造成腰部肌肉、韧带等劳损，导致腰部气血运行不畅，瘀血久滞腰部，发为腰痛。临床多表现为腰部刺痛，痛有定处，活动受限，静止时稍缓解。

二、辨证论治

王教授治疗腰痛时，先从病因入手，辨别外感内伤，外感腰痛治以祛邪通络止痛，内伤腰痛治以补肾益气养血，跌仆外伤则治以活血化瘀、通络止痛。同时在临床上根据患者病情、体质等临证加减，灵活变通。

1. 外感六淫，痹阻经脉，不通则痛

王教授认为，腰痛大多由于外感风、寒、湿、热邪气，经脉痹阻不通，不通则痛，其中以风、寒、热邪夹杂湿邪居多，当治以祛湿通络止痛。风邪偏盛者，表现为腰部疼痛，汗出恶风，小便不利，治以益气祛风、胜湿止痛，可用防己黄芪汤治疗。寒湿腰痛临床多表现为腰部冷痛重着，转侧不利，寒冷或阴雨天加重，当治以散寒祛湿、通络止痛，王教授临床常用乌头汤、甘姜苓术汤治疗。若湿热偏盛，临床多表现为腰部重着热痛，暑湿阴雨天加重，一派湿热表现，治疗以清热利湿、通络止痛为主，常用桂枝芍药知母汤或三仁汤或麻杏薏甘汤治疗；若下焦湿热显著，则用四妙散治疗；若腰痛合并肩背、头项疼痛，为湿邪侵犯上焦，可选用羌活胜湿汤治疗；若腰痛合并下肢关节疼痛、腰膝酸软，为风寒湿邪侵犯下焦，可用独活寄生汤治疗。

2. 肾精亏虚，腰府失养，不荣则痛

王教授认为腰为肾之府，肾精亏虚，气血不足，腰府失于濡养，则发为内伤腰痛，多表现为腰部隐痛、酸软无力，治疗以补肾益精、益气养血、通络止痛。其中偏于肝肾阴虚者，可见心烦少寐、口燥咽干、手足心热，可用六味地黄丸、知柏地黄丸等治疗；偏于脾肾阳虚者，可见局部发凉、喜温喜按、遇劳加重、面白肢冷等，可用金匮肾气丸、真武汤等治疗。

3. 跌仆闪挫，瘀血停滞，不通则痛

患者因跌仆闪挫、腰部姿势不当等导致腰部肌肉、筋骨劳损，局部气血不通，瘀血停滞腰间，发为腰痛，多表现为腰部刺痛、痛有定处、日轻夜重等，临床治以活血化瘀、通络止痛，常用血府逐瘀汤、身痛逐瘀汤等治疗。

三、临证心得

1. 辨明病因

王教授认为腰痛是一个症状，可表现在众多疾病中，故先辨明病因、确定病灶，然后根据腰痛合并不同的临床表现，采取不同的治则治法。例如，王教授在治疗股骨头坏死引起的腰痛时常用桂枝芍药知母汤或独活寄生汤治疗，而在治疗三叉神经痛引起的腰痛时，常用麻杏薏甘汤治疗。

2. 顾护正气

王教授在治疗内伤腰痛时，有时根据患者的个人体质，常在正气亏虚时使用玉屏风散为底方进行治疗，所谓"正气存内，邪不可干"，以扶正固表，从根本上提高患者的抵抗力，减少疾病的发生。

四、选方用药特色

1. 血府逐瘀汤

本方出自《医林改错》，药物组成为桃仁、红花、当归、生地黄、牛膝、川芎、桔梗、赤芍、枳壳、甘草、柴胡，主治胸中血瘀证。方中桃仁、红花破血逐瘀，行滞止痛；赤芍、川芎活血通络；牛膝活血并兼能引血下行；生地黄清热凉血；当归补血养血，桔梗、枳壳升降相因，调节气机；柴胡疏肝解郁，畅达清阳，甘草调和诸药。王教授在应用此方时，考虑到腰为肾之府，故加杜仲、续断、桑寄生等补肾之品，收效甚佳。

2. 肾气丸

本方出自《金匮要略》，药物组成为肉桂、制附子、熟地黄、山茱萸、山药、泽泻、牡丹皮、茯苓，主治肾阳虚引起的腰痛、小便不利等症。方中熟地黄为补肾阴之佳品，益精填髓，山茱萸补肝肾，山药平补脾胃，三药共补肾精；泽泻、茯苓利湿健脾，牡丹皮清下焦相火，三药联合，使补而不滞，谨防滋腻之忧；肉桂、制附子温助肾阳，小剂量取少火生气之意。本方属阴阳并补之意，同时，阴中求阳以达到补肾阳之目的。王教授在运用此方时，把握患者病机及临床表现（四肢不温、畏寒肢冷、小便不利、腰痛腰酸、乏力等）进行药物加减。若患者乏力较重，脉象重按无力，可加黄芪、党参、炒白术等益气健脾之品；若口苦口干，急躁易怒，可加柴胡、郁金、川楝子等疏肝泄热；若有头昏沉、舌苔白腻等痰浊之象，加陈皮、橘红、清半夏、苍术等祛痰化湿健脾；若有小便不利、尿痛等淋证表现，可加瞿麦、竹叶、冬葵子、王不留行、乌药、小茴香等药以利尿通淋，恢复肾之气化。

3. 甘姜苓术汤

本方又名肾着汤，出自《金匮要略》，药物组成为炙甘草、干姜、茯苓、白术，主治寒湿腰痛。症见腰部疼痛，如带五千钱。方中干姜温中祛湿散寒，茯苓利湿健脾，两药相和，寒热并用，则寒与湿俱去；白术加强燥湿健脾之力；甘草调和药性。王教授临床应用时，认为本方具有病位固定之特点，但不能局限于腰部寒湿之证，即出现寒湿侵犯关节之证便可加减应用，如联合杜仲、续断、牛膝、桑寄生等补肾强腰，祛湿通络；加砂仁、陈皮、玫瑰花、苍术等理气祛湿，以绝生湿之源；加络石藤、鸡血藤、豨莶草、秦艽等祛风除湿，活络止痛；若瘀血征象较重，则可加地龙、土鳖虫、全蝎、蜈蚣等搜风通络。

五、验案举隅

验案 1 田某，女，66 岁，2022 年 3 月 15 日首诊。

主诉：腰痛间作 3 个月。

现病史：患者 3 个月前受凉后出现腰痛，遇热可缓解，未予重视及系统诊治，3 月来腰痛间作，遂前来就诊。泌尿系感染反复发作数年，否认其他疾病。2021 年 3 月 15 日查尿常规：尿潜血 ±、尿白细胞 +。现症见：神清，精神可，腰部冷痛，遇热可缓解，双下肢发凉，少腹坠胀感，纳眠可，排尿稍不适，大便正常。舌淡胖、有齿痕，脉沉。

中医诊断：腰痛。

证型诊断：寒湿腰痛证。

治则治法：散寒祛湿，通络止痛。

方药如下：

炙甘草 10g　干姜 10g　茯苓 20g　白术 20g

菟丝子 30g　乌药 10g　小茴香 10g　马齿苋 30g

生黄芪 20g　巴戟天 20g　秦皮 20g　仙茅 10g

淫羊藿 10g　川木通 10g　佩兰 20g　炒麦芽 30g

共 14 剂，水煎服，150ml，早晚分服。

二诊（2022 年 3 月 29 日）：患者腰痛稍好转，冷痛有所缓解。舌淡苔白腻，脉沉。

方药如下：

炙甘草 10g　干姜 10g　茯苓 20g　白术 20g

小茴香 10g　菟丝子 30g　巴戟天 20g　杜仲 10g

生黄芪 20g　防风 10g　草薢 20g　石菖蒲 10g

续断 10g　佩兰 20g　川木通 10g　炒麦芽 30g

共 14 剂，水煎服，150ml，早晚分服。

三诊（2022 年 4 月 12 日）：。患者稍有腰痛，冷痛不明显，无少腹坠胀感，排尿正常。舌淡苔白，脉沉。

方药如下：

炙甘草 10g　干姜 10g　茯苓 20g　白术 20g

生黄芪 20g　太子参 10g　五味子 10g　麦冬 20g

杜仲 10g　续断 10g　砂仁 20g　炒白扁豆 10g

木瓜 10g　浮小麦 30g　佩兰 10g　炒薏苡仁 10g

共 14 剂，水煎服，150ml，早晚分服。

四诊（2022年4月26日）：患者腰痛不甚明显，无其他不适，复查尿常规正常，嘱避风寒，畅情志，注意保暖，多饮热水，不适随诊。

【按语】患者为中老年女性，受凉后感受风寒湿邪，邪气痹阻经脉，腰部气血不通，故发为腰痛。腰部气血壅滞，无以温煦下肢经脉，故下肢有寒凉感。寒主收引，寒邪侵袭尿道，故排尿不畅，辨证为寒湿腰痛，治以散寒祛湿、通络止痛，用甘姜苓术汤治疗。炙甘草、干姜温煦中焦，散寒止痛；茯苓、白术、生黄芪健脾益气，顾护中焦，以滋生气血；菟丝子、乌药、小茴香、巴戟天、仙茅、淫羊藿温肾助阳；马齿苋、秦皮、川木通胜湿止痛；佩兰、炒麦芽健脾利湿。二诊时患者寒冷感减轻，故减少温肾助阳药，加入萆薢、石菖蒲将寒湿从下焦导出，温补中下焦而清利湿邪。三诊患者症状均有好转，故减少温阳药，选用药性较为平和的利湿药，同时选用生脉散以加强健脾利湿之效，顾护自身正气，正安则邪气无以入侵。

验案2 张某，女，78岁，2022年7月5日首诊。

主诉：腰痛反复发作1年余。

现病史：患者1年前无明显诱因出现腰痛，休息后可缓解。腰椎正侧位片示：腰椎退行性病变。为求进一步中西医结合系统治疗，遂前来就诊。现症见：患者神清，精神可，腰痛，休息后可缓解，乏力，口干，耳鸣，纳眠可，二便调。舌红苔薄黄，脉沉细。

中医诊断：腰痛。

证型诊断：肝肾阴虚证。

治则治法：补益肝肾，滋阴止痛。

方药如下：

独活10g　桑寄生30g　秦艽10g　细辛3g

杜仲20g　川牛膝20g　续断10g　狗脊20g

黄芪30g　炒白术10g　防风10g　茯苓20g

浮萍30g　桑白皮20g　泽泻20g　泽兰20g

共14剂，水煎服，150ml，早晚分服。

二诊（2022年7月19日）：患者腰痛缓解，耳鸣好转。舌淡苔薄，脉沉细。

方药如下：

独活10g　桑寄生20g　秦艽10g　细辛3g

杜仲10g　川牛膝20g　防风10g　泽泻20g

柴胡10g　黄芩10g　法半夏10g　佩兰20g

黄芪30g　炒白术10g　麦冬20g　知母10g

共14剂，水煎服，150ml，早晚分服。

三诊（2022年8月2日）：患者腰痛明显缓解，稍有乏力、口干。舌淡苔薄白，脉沉。

方药如下：

独活10g　桑寄生20g　秦艽10g　细辛3g

杜仲10g　川牛膝20g　防风10g　泽泻20g

黄芪30g　炒白术10g　麦冬20g　五味子10g

砂仁10g　炒麦芽20g　佩兰20g　炒薏苡仁30g

共 14 剂，水煎服，150ml，早晚分服。

四诊（2022 年 8 月 16 日）：患者腰痛明显缓解，无其他不适，嘱多休息，避免损伤腰部，注意饮食，不适随诊。

【按语】患者为老年女性，素体亏虚，肝肾不足，气血亏虚，腰府失养，发为腰痛，气虚则乏力，阴虚则口干，肝肾不足故耳鸣。辨证为肝肾阴虚，治疗以补益肝肾、滋阴止痛，用独活寄生汤加减治疗。方中独活、防风祛风散寒除湿；桑寄生、秦艽、杜仲、续断、狗脊补肝肾，强筋骨，壮腰膝；细辛温阳；川牛膝补益肝肾、引血下行；黄芪、炒白术、茯苓健脾益气；浮萍、桑白皮、泽泻、泽兰利水渗湿。二诊及三诊时患者腰痛逐渐缓解，逐渐减少祛湿药，增加生脉散及炒薏苡仁、砂仁、炒麦芽以健脾益气、顾护中焦。

验案 3 李某，男，45 岁，2023 年 2 月 9 日首诊。

主诉：左侧腰痛半月。

现病史：患者半月前感冒后出现腰痛，遂前就诊。患者否认其他疾病，既往有吸烟史 10 余年。2023 年 2 月 9 日查尿常规示：尿潜血 +、尿蛋白 +。心电图示正常。现症见：神清，精神可，腰痛，手脚发凉，口唇青紫，乏力气短，纳可，眠一般，小便色黄，大便正常。舌暗苔白厚，脉沉细。

中医诊断：腰痛。

证型诊断：脾肾阳虚证。

治则治法：温补脾肾，助阳止痛。

方药如下：

黄芪 20g　炒白术 20g　防风 10g　地龙 10g

蝉蜕 10g　僵蚕 10g　水蛭 3g　杜仲 20g

续断 10g　川牛膝 20g　豨莶草 20g　木瓜 10g

鸡血藤 30g　炒白扁豆 10g　炒薏苡仁 20g　浮小麦 30g

共 14 剂，水煎服，150ml，早晚分服。

二诊（2023 年 2 月 23 日）：复查尿常规示：尿潜血 +、尿蛋白 +。腰痛稍有缓解，仍乏力、气短，小便色黄。舌暗苔白，脉沉细。

方药如下：

黄芪 40g　炒白术 20g　防风 10g　杜仲 10g

续断 10g　川牛膝 20g　鹿角霜 10g　木瓜 10g

鸡血藤 30g　泽兰 20g　茜草 10g　鹿衔草 10g

浮小麦 30g　炒白扁豆 10g　炒薏苡仁 20g　豨莶草 20g

共 14 剂，水煎服，150ml，早晚分服。

三诊（2023 年 3 月 9 日）：患者腰痛及乏力减轻，睡眠欠佳。

方药如下：

黄芪 10g　炒白术 20g　防风 10g　杜仲 10g

续断 10g　川牛膝 20g　鹿角霜 10g　巴戟天 10g

山茱萸 10g　菟丝子 10g　浮小麦 30g　远志 10g

百合 20g　知母 20g　合欢花 10g　炒酸枣仁 10g

共 14 剂，水煎服，150ml，早晚分服。

四诊（2023 年 3 月 23 日）：复查尿常规示正常。患者腰痛明显好转，乏力及睡眠好转，诸症均好转，嘱避风寒，畅情志，合理饮食，注意休息，不适随诊。

【**按语**】患者为中年男性，感冒后正气不足，脾肾阳虚，邪气顺势入侵人体，邪气阻滞腰部经络，故发为腰痛。气虚则乏力，阳虚故手脚发凉、口唇青紫。辨证为脾肾阳虚，当治以温补脾肾、助阳止痛，王教授用玉屏风散为基础方进行加减治疗。黄芪、炒白术、防风健脾益气，杜仲、续断温肾助阳，川牛膝强筋骨，引血下行；豨莶草、木瓜利水渗湿；炒白扁豆、炒薏苡仁、浮小麦健脾利湿。王教授认为现阶段处于腰痛急性期，在温补脾肾的基础上还应急则治其标，故加入地龙、蝉蜕、僵蚕、水蛭、鸡血藤等加强活血化瘀之功。二诊患者腰痛缓解，故减少活血化瘀药，加入鹿角霜、鹿衔草等温补肾阳。三诊患者睡眠欠佳，故加入远志、百合、合欢花、炒酸枣仁等安神定志。

六、预防调护

1. 避免邪气入侵。尽量避免久居湿冷、湿热之地，受凉后注意及时补充热量。

2. 劳逸结合。出汗后注意避风寒及保暖，饮食、起居有常。

3. 定期体检。腰骶部病变需定期复查腰部影像，同时定期检查尿常规，若有异常，及时就医。

整理者：徐艺璇

皮肤病

皮肤病是发生于皮肤、黏膜及其附属器的疾病的统称，其种类繁多，表现各异，病情复杂，涉及范围较广，发病率高，治愈率低，严重影响患者的生活质量。目前，现代医学治疗此类疾病的药物效果欠佳且极易产生不良反应，往往治标不治本，复发率高。而王教授从医数十年，治疗过较多的皮肤病病例，疗效突出，故本文主要围绕王教授治疗皮肤病的认识和经验进行论述。

一、病因病机

王教授结合临证观察所得，皮肤病多由患者素体亏虚，风邪乘虚而入或湿热内蕴，虫毒侵袭，郁于皮肤所致。《黄帝内经素问·汤液醪醴论篇》言："夫病之始生也，极微极精，必先入结于皮肤。"故本病病位虽在皮肤，却以阴阳气血平衡失调为本。

1.肺虚不固，外邪侵袭

肺主皮毛，朝百脉，是一身之表，中医认为肺是人体抗御外邪侵袭的屏障，故肺卫虚弱，其输精于皮毛的功能减弱，外感六淫邪气乘虚而入，郁于皮肤之间，营卫不和，气血运行不畅，肌肤失于濡养而出现皮肤干燥、粗糙、鳞屑、皮色异常等症状。

2. 风湿热邪，虫毒致病

风邪为百病之长，可单独发病，也可与寒、热、湿、燥等邪气合而发病。人体腠理不密，卫外不固，风邪侵入人体内，郁于皮肤发病。虫毒指的是人体无意间被毒虫寄居或因为体虚而使得毒虫乘虚而入，出现红斑、丘疹、肿胀等症状，严重者还可危及生命。湿邪为阴，其性黏滞，湿邪导致的皮肤病往往病程较长，缠绵难愈。

二、辨证论治

皮肤病表现各异且变化多端，其难治是医者的共识。但王教授在临床中发现治疗皮肤病可以采用抓主症的方法，在抓主症的原则下，再复杂、再顽固的皮肤疾病都可以药到病除。前来治疗的患者虽然有丹毒、带状疱疹、脐痈等不同类型的皮肤病，而其病机都是素体亏虚，湿热毒邪壅滞，以致热毒湿与阳气不振之症并见。皮肤病的瘙痒多因风、湿、热、虫之邪郁于皮肤，郁而生热或血虚风燥阻于皮肤，皮肤失养，内生虚热而导致。疼痛则是因为寒、热、痰和瘀等邪气阻于经络，不通则痛，或是因为不荣则痛，气血亏虚，鼓动无力，致使经络不通则痛。临床上若见遍身瘙痒难忍、舌腻苔黄、脉滑数，治以清热利湿，加用土茯苓、白鲜皮、刺蒺藜及四妙丸以止瘙痒；若见疼痛遇热更甚、痛处红肿，舌红，脉洪数，治以清热凉血，加用犀角地黄汤、紫草以止痛；若见红斑，治以凉血止血，加用小蓟、侧柏叶和槐花等；若见紫斑，治以活血化瘀，加用赤芍、怀牛膝和重楼等；若见顽癣类，可适当加入乌梢蛇等虫类药；若见荨麻疹患者，一般会加入玉屏风散以固正气。

三、临证心得

1. 整体辨证

陈实功在《外科正宗》自序中曰："内之症或不及其外，外之症则必根于其内也。此而不得其方，肤俞之疾亦膏肓之莫救矣。"王教授认为，皮肤病种类繁多，表现更是复杂难辨，所以在治疗时，更应该整体论治、抓主症。皮肤病虽然病位在皮肤，却与五脏六腑息息相关。尤其有些皮肤病病情缠绵，证候错综复杂，皮肤病患者往往还兼有内科病或妇科病，所以一定要局部与整体结合辨证施治，方可达到古人所谓的"神而明之，存乎其人"。

2. 局部辨证

在治疗皮肤病时，应先观察其皮损类型和出现时间，是丘疹、风团、水疱、结节等原发皮损，还是苔藓样变、结痂、溃疡等继发皮损；其次观察其皮损，形态，边界是否清晰，是什么形状；再观察皮损分布，是否对称分布，密集还是稀疏；再看皮损颜色，是否均匀，明润还是晦暗。在局部辨证上可以更详细地把握该病的细节，以辨阴阳、寒热与虚实。

3. 卫气营血辨证

卫气营血辨证是清代叶天士创立的一种辨证方法，将其发展过程分为卫分、气分、营分、血分四类不同的病理阶段来说明病位的深浅、病情的轻重和传变的规律。王教授认为，该辨证同样可以用于皮肤病的辨证施治，若出现皮肤病伴随发热、微恶风寒、舌边尖红、脉浮数等症状，则可认为是卫分阶段，可以用升降散或麻黄连轺赤小豆汤以疏风散热。气分又分为湿热证和实热证，湿热证往往伴随发热、脘腹痞满、遍身瘙痒、呕恶、便溏、苔腻等症状，常常用二妙散、三妙散和四妙散加白鲜皮、刺蒺藜治以清热利湿；实热证往往伴随发热汗出，口渴尿黄，舌红苔黄，脉数有力，一般用白虎汤加生地黄、以清气分实热。而出现局部肿胀，身热夜甚，烦渴，舌红绛，脉数症状的属于热入营血证，一般用清营汤或犀角地黄汤以清热凉血。火热在营血分炽盛，蕴结成毒，疹色暗红，用四妙勇安汤或薏苡附子败酱散治以清热解毒凉血。

四、选方用药特色

1. 薏苡附子败酱散

本方出自《金匮要略》，药物组成为薏苡仁、附子、败酱草三味药。主治肠痈脓已成，日久损消阳气。方中薏苡仁利湿退肿，败酱草清热活血、消痈排脓，附子温阳，同时防薏苡仁、败酱草之寒凉之性损伤脾胃，三药共用，起到温阳消痈、凉血解毒之意。王教授应用此方时，强调此方可以用于阴囊潮湿及下部皮肤病，对于下焦湿热引起的阴囊潮湿或肿胀，可加苍术、黄柏、牛膝与薏苡仁合为四妙散清热利湿；对于皮肤病，可加白蒺藜、秦皮、当归、赤小豆等药祛风养血，利湿护肤。

2. 四妙勇安汤

本方出自《验方新编》，药物组成为玄参、当归、甘草、金银花四味药，主治热毒炽盛之脱疽。方中金银花清热解毒、消痈止痛，玄参清热凉血、解毒散结，当归养血活血，甘草生用清热解毒，同时调和诸药。王教授常用此方治疗糖尿病足，患者常见下肢循环障碍、感觉不利、皮温下降、皮色发黑、肢体活动障碍、重则溃烂、溃口难敛等症。治疗时以本方为主方，联合薏苡附子败酱散，加赤小豆当归散养血祛瘀，同时，配伍黄芪、人参等益气收敛疮口。针对糖尿病，以参芪地黄汤为主方，补肝肾阴，益气阴，标本同治，收效甚佳。

五、验案举隅

验案 张某，女，60岁，2020年11月30日首诊。

主诉：紫癜性肾炎15年，加重1周。

现病史：患者15年前发现尿中有泡沫且颜色变深，肾功能检查未见异常，未及时诊治。期间双腿及腰背部皮肤出现红色皮疹，就诊于当地医院，经治疗后以上症状未见明显好转。1周前患者无明显诱因出现双下肢水肿及皮肤紫癜加重，前来就诊。既往有高血压病史5余年，否认冠心病等慢性疾病史。自述查尿常规示：尿潜血＋＋＋，尿蛋白＋＋。现症见：神清，精神可，双下肢水肿，腰膝酸软，周身乏力，时有汗出，口黏口苦，泡沫尿，尿色深，纳可，大便1日一行。舌红苔黄厚腻，脉弦。

中医诊断：紫癜病。

证型诊断：脾肾亏虚，湿热浸渍证。

治则治法：补脾益肾，清热凉血，兼固涩。

方药如下：

生黄芪 30g　炒白术 20g　防风 10g　地龙 10g

蝉蜕 10g　金樱子 20g　芡实 10g　槐花 30g

枳壳 20g　菊花 20g　川芎 20g　代赭石 10g

泽兰 20g　浮小麦 30g　僵蚕 10g　莲须 10g

共14剂，水煎服，150ml，早晚分服。联合服用盐酸贝尼地平片，1粒，Qd。

联合西医治疗，予控制血压、利水消肿等对症治疗。

二诊（2021年3月15日）：患者双下肢水肿较前减轻，下肢和腰背部红色皮疹仍未见好转，口干口渴，咽痛，小便可，尿颜色深，寐可。舌红苔黄，脉数。

方药如下：

生黄芪 60g　地龙 10g　蝉蜕 10g　金银花 10g

紫草 10g　牡丹皮 10g　生石膏 20g　知母 10g

茜草 20g　玄参 10g　怀牛膝 10g　生地黄 10g

乌贼骨 20g　芡实 10g　槐花 20g　枳壳 20g

天麻 10g　菊花 10g　竹叶 10g　白茅根 20g

共 14 剂，水煎服，150ml，早晚分服。余药同前。

三诊（2021 年 3 月 29 日）：患者皮疹消退，颜色变浅，小便可，纳寐可。舌淡胖苔白腻，脉弦滑。

方药如下：

生黄芪 60g　炒白术 20g　覆盆子 10g　沙苑子 20g

萆薢 20g　石菖蒲 10g　山药 20g　黄精 10g

当归 10g　丹参 10g　泽兰 20g　益智仁 10g

诃子 10g　紫草 20g　牡丹皮 10g　生地黄 10g

共 14 剂，水煎服，150ml，早晚分服。

【**按语**】患者发病日久，耗气伤阴，脾肾虚弱，脾不统血，肾失封藏，故出现蛋白尿和血尿。患者脾肾阳虚，不能制水，泛溢于皮肤，发为水肿。患者素体虚弱，湿热毒邪乘虚而入，迫血不循常道，溢于皮肤，发为红色皮疹。早期患者水肿、蛋白尿、血尿症状严重，故王教授用玉屏风散、水陆二仙丹、金锁固精汤加减以固正气，补肾涩精；予地龙、蝉蜕、僵蚕、川芎以活血；予槐花、枳壳、菊花、代赭石以清热凉血；"血不利则为水"，故用泽兰、怀牛膝活血利水；用浮小麦以止汗扶正；后水肿症状减轻，仍有皮疹，热象明显，故加入白虎汤以清热；以生地黄、牡丹皮、茜草、丹参凉血活血止血，通络化瘀，使斑疹自消；予金银花、紫草、玄参以清热解毒；萆薢、石菖蒲利湿化浊，诃子、乌贼骨、覆盆子固涩精微以减少蛋白流失；山药、黄精健脾益肾，以增强制水之力。

六、预防调护

1. 注意保暖。皮肤病患者在季节变换的时候一定要注意防风、防寒，注意保暖，防止外邪进入体内，郁于皮肤而发病。

2. 注意保湿。皮肤干燥极易引起皮肤病，特别秋冬季节要注意皮肤保湿，减少洗浴次数，洗后涂润肤乳。

3. 饮食均衡。少吃油腻食物、甜食以及刺激性食物，禁烟限酒等。多吃蔬菜、水果等维生素丰富的食物，维生素 E 具有抗过敏作用，可以增强免疫力，也可抵抗病原微生物的感染。

4. 劳逸结合。有时间可以适当运动以增强免疫力，但也要注意适量活动，若过度劳动，反而会使体质虚弱，使邪气更易侵入体内。

5. 及时就医。对于频繁因过敏而患上皮肤病的患者应尽早去医院查出过敏原，而后避免过敏原，防止因为不知过敏原而反复感染，危及生命。

整理者：陈家琦

结 语

在临床诊疗中，现代医学诊疗模式仍以还原论思维为主，以病人的症状、体征、化验结果以及病变局部的影像学、病理学改变等一系列证据为参考，多精细于诊断而疏忽于未病先防。与现代医学中运用临床指南认识疾病、制订群体化诊疗方案不同，中医临证诊疗时会根据患者的体质类型、证候特点、生活方式、发病节气给出精准医疗方案，因人而异，辨证论治。同病异治、异病同治是中医辨治杂病优势的精炼总结。目前运用中西医结合个体化诊疗可发挥中医药疗效优势、精细诊断患者病情，但也存在辨证过程中主观性较强、准确程度依赖医者经验等的问题。因此，建设高质量中医精准诊疗体系任重而道远。

1. 方证相应，辨证求本

在临证过程中，杂病病机各异，患者症状复杂繁多，但治疗时仍不离"法随证立，方从法出"的基本原则。方证相应即经过系统辨证后，在遣方用药时一种证候选择一类最优方剂作为底方，再兼顾次证来加减药味、药量，从而做到主次通调，标本兼治。中医有如此治疗方式，主要在于疾病在不同阶段有不同证型及病机，在准确把握患者现阶段病机的基础上，才能确定用方用药，且相应中药的配伍关系决定了方剂的治疗方向，先主后次，先急后缓。治则是方证之间对应的桥梁，一方治百病的理论行不通。伤寒大家冯世纶先生认为辨方证是六经八纲辨证的延伸，亦即辨证论治的尖端，中医药的疗效优劣关键在于方证辨证是否正确。

王耀光教授认为方与证的对应是当下的对应，是动态变化、丝丝入扣的对应，中医辨证论治是动态的过程，原因是患者的病情在不断变化。四诊（望、闻、问、切）综合了一个时间点上的横截面信息，诊断的是患者刻下的证候特征。方证对应的前提是识证准确，所以医者应掌握好方证对应关系，应用时圆机活法。

辨证求本，就是求病机。病机是疾病发生、发展的本质规律所在，证候是疾病当下病机的概括总结。王教授多年从事中医临床，发现有些基层医师在杂病的治疗中存在一些误区，抛弃了辨证思维，如保守的唯伤寒派或唯温病派、只辨病不辨证、用药对或成方代替辨证、刻板套用现代药理学成果来遣方用药等，违背了中医辨证论治的基本原则。真正辨证治疗杂病的处方应该是在中医理论指导下，基于患者体质、四诊信息、当下气候寒热、药性药味、严谨的配伍思路，经整体分析后形成的结果，辨证时应如抽丝剥茧，厘清现阶段病邪的主次缓急，用药精简。用药物治疗疾病实际上是通过提升人体正气来抗邪的过程，虽然杂病病机各异，但在处方时用药应不贵多而贵精，配伍有章法，取舍有根据，一张处方以20味中药为宜。言简意赅，用尽量小的处方解决患者疾病的主要问题，尤其应忌堆砌药对、经验药，在治病的同时也要考虑患者的经济条件。

2.活用经方，切勿泥古

经方历经数千年的应用实践，具有简便廉效、重复性好的特点，在临证时若有适合的经方可用，应首选经方或在经方的基础上加减。关于经方的选择和变通应用，历代医家著作已有论述。如《景岳全书·新方八略引》有云："圆活宜从三思，执持须有定见。"又清代名医徐灵胎在《医学源流论·执方治病论》中言："欲用古方，必先审病者所患之症，悉与古方前所陈列之症皆合，更检方中所用之药，无一不与所现之症相合，然后施用，否则必须加减。"指出临证应用经方时须严谨缜密，为后世医家关于"守方与变方"的问题提供了答案。对于是否使用经方原方，王教授根据多年中医临床经验，认为患者证型与经方证候的相似度决定了处方时是否应遵循原方，提倡在临证治疗杂病时"有是证，用是方"，明辨杂病病机主线并把握好主证。若患者表现出的证候特点与经方之证十分契合，则按照方证对应的原则使用经方原方，包括原方中药的种类、剂量比例、炮制及煎服方法等。如此应用，常可获得满意的疗效，甚至"覆杯而愈"。若患者的证型与经方之证不完全吻合，则应遵循"抓主证"的原则，在原方的基础上结合兼证适当增减药味药量，也能收获良效。例如，《伤寒论》："伤寒中风，有柴胡证，但见一证便是，不必悉具。"揭示了抓主证是临床灵活应用经方的重要思想，说明主证提示的证候与经方相同时即可使用经方，不必拘泥。主证是辨证的关键，反映了疾病现阶段的病机表现，是最可靠的临床依据，通过抓主证来确定证候是辨证的最高水平。

3. 针药并用，心身同治

针灸疗法可直接、迅速地刺激经络、调畅人体气机，而中药对人体精气血津液、病邪、病理产物（如痰饮、瘀血等）进行补虚泻实，作用稳定而持久。中药与针灸发挥协同作用能更好地辨治杂病。眼睛与五脏六腑关系密切，《灵枢经·大惑论》："五脏六腑之精气，皆上注于目而为之精。"彭静山先生认为，眼部八区十三穴可以通行脏腑、畅达三焦，针之可调节十二经脉、平衡阴阳、激发经气、运行气血。王耀光教授学习、借鉴彭老首创的眼针疗法，结合自己的临床经验总结，应用眼针、体针配合中药治疗疑难杂病，疗效显著。

随着社会生活节奏的加快，现代杂病种类日渐增多，且多与情志病并发。临床上不少患者在身体患病的同时也承受着相当大的精神压力，伴随着紧张、焦虑等不良情绪，或忧郁恼怒，或悲恐不安。肝主疏泄，心舍脉，脉舍神，二者功能正常则情志调畅。患者往往因为无助和未知感，不了解疾病的发生发展及预后而痛苦，所以在治疗时疏导心理、帮助患者认识自身病情尤为重要。在杂病治则的基础上，临证时稍佐调肝养心之法有助于疾病向愈。

以上为王耀光教授在临床上治疗杂病的体会，一书难以言尽其临证之光辉、辨证之准确、医德之高尚，但以此书总结其部分经验，以飨同道。